韓國當紅9天瘦身飲食計畫

排濕瘦身法

습담을 없애야 살이 빠진다

李京姬——著 林育帆——譯

目錄

PART 2

怎麼會罹患痰濕症

PART 3

解決痰濕問題自然就會瘦

PART 4

排濕飲食計畫，九天重獲新生

PART 5

排濕瘦身後，身體如羽毛般輕盈

前言

排濕瘦身法將成為人生的轉捩點

我治療肥胖問題有二十五年了，但其實當初在韓醫大學主修的是針灸，拿的是針灸學博士學位，之所以會經營起漢方肥胖診所是有原因的。

擔任大學醫院實習醫生時，漢方針灸科有許多腦中風麻痺以及肌肉、關節受損疼痛的患者來求診。腦中風或關節炎都是跟體重控制息息相關的疾病，因此當時的我積極勸告患者減重，但是得到的答覆始終如一。

「為了控制血壓和減輕心臟負荷，我建議您減重。」

「要是瘦得下來就好了，醫生幫幫我減肥吧。」

「只要稍微減輕點體重，關節的負荷就會少一點，疼痛感也會改善許多。」

「連運動都做不來了，是要怎麼減重，我又沒有吃很多。」

擔任實習醫生時期，我認為減重完全是病患的責任，也認為病患必須自己找出為何瘦不下來、該怎麼做才能瘦下來的解答。然而，自從經營私人診所後，我開始有了連病患的健康也一起照顧的想法，因此該項課題立即成了我的職責。只要病患說他瘦不下來，我就得替他找出原因；只要病患問我該怎麼做才會瘦，我就必須將方法告訴他。剛開始實行的時候十分順利，只要開個控制基礎代謝的體質處方箋，同時搭配適當的飲食療法與運動，再進行特殊針灸治療的話，就能輕鬆減重，亦能妥善照顧好健康。

然而，不是只有科學和醫學會進步，疾病也會進步。

尤其是肥胖問題，往往變得更頑強惡劣。因經常自行減肥而導致肌肉量減少的低肌肉型肥胖，以及老年有贅肉的更年期肥胖，正以等比級數的速度成長。一路胖下去，最後演變成過度肥胖的情況也在急劇增加中。這些狀況反而變得不容易治療，明明減重越來越困難，可是復胖卻能輕輕鬆鬆地回來。埋頭苦思「原因何在？」的我從「痰濕症」中找到了答案。

在韓醫學裡，痰濕症意指「體內不必要的老廢物質無法及時排出，於是堆積在體內，進而導致身體機能異常的病理狀態」。雖然很久以前就有這樣的概念，但是以前痰濕症並不像現在一樣常見。吃得多、動得少是痰濕堆積的最大原因，如果再加上壓力，痰濕將會超過正常代謝過程所能排出的門檻，這也是為何步入現代社會後，痰濕症依然持續蔓延的原因。

若對痰濕症感到陌生，那你一定知道「代謝症候群」。韓醫所說的痰濕症相當於西醫所說的代謝症候群。代謝症候群會同時出現高血糖、高血壓、高脂血症、肥胖、粥狀硬化症等各種疾病，因此它是各種威脅生命的疾病源頭。換句話說，只要好好控制痰濕症，就能避開肥胖以及威脅我們健康的代謝症候群。

這本書以痰濕症的代表症狀「肥胖」為話題，含有許多減肥的相關內容，但我希望讀者不要單純將它視作一本減肥書。體重不管再怎麼減都會復胖，猶如一再循環的圓，而排濕瘦身法就是突破這個循環的方法。排濕瘦身法同時也是高血壓、糖尿病、高脂血症、腦血管疾病、心臟疾病等，每年發病率都會創新高的慢性病解決之道。

若不刮除一再堆積的殘留物，就不能長出新肉。期許讀者能透過排濕瘦身法，擺脫惡性肥胖、診斷不出的過度疲勞、原因不詳的皮膚疾病、水腫、狀態不佳等異常徵兆，從此重獲新生。相信排濕瘦身法將會帶領各位走向健康之路。

二〇一六年二月

李京姬

PART 1

你有痰濕症嗎？

明明採用相同方式減肥，卻瘦不下來，那就有必要重新檢視自己的身體，你很有可能是處於不能正常減肥的狀態。

贅肉始終減不掉，你也有這樣的困擾嗎？

一名身高一百五十八公分、體重六十七公斤的三十六歲女性來到我的門診室，印象中，自己經營小型咖啡廳的她看起來臉色蒼白且略顯疲倦。

「我的體型從小就胖胖的，但是胖成這樣倒是頭一遭。三年前曾因為一天吃一餐而瘦了五公斤，但是兩年前咖啡廳開張後，體重又再度增加了。不知道是因為太累，還是年紀大了長贅肉的關係……總之我現在比當時胖了十二公斤。」

她心想不能再這樣下去，於是又開始減肥，可是兩個多月來卻只瘦了三公斤，而且只有減肥初期有瘦，接下來的一個月幾乎沒有變瘦，僅有一公斤左右的體重一直上上下下罷了。她說，由於平常活動量大，所以沒有另外運動的習慣。可是明明很認真減肥，不僅用餐量減少了，連宵夜也戒掉了，但就是瘦不下來，令她十分沮喪。

「就卡在六十三公斤，不管再怎麼拚命減肥，依舊降不到六十三以下。」

瘦不下來的贅肉，問題到底出在哪？

談話期間，她臉上滿是苦惱瘦不下來的無奈與著急神情，令我有些哭笑不得。雖然是為了體重問題才來看診，但在我看來，身體的其他毛病卻更嚴重。

她從早到晚忙於工作，每天都很疲勞。她說，因為下半身嚴重水腫，所以只能穿鬆緊帶裙。又說，可能是站著工作一整天的關係，睡覺時總是全身痠痛，明明很疲累卻睡不好，而且有嚴重便祕的問題，最近甚至連大腿都長出乾癬。

包含她在內，近來的肥胖患者都有同時罹患諸多疾病的特徵，諸如輕微的皮膚疾病、氣喘、異位性皮膚炎、肌肉痠痛、睡眠障礙、心血管疾病等，症狀相當繁多。沒有只單純為了體重問題而前來門診的病患，可神奇的是，只要解決肥胖問題，這些症狀普遍都會自然消失。後來這名患者跟我一起減肥，體重減到五十五公斤，原本其他不好的症狀也全部改善了。

我們的身體處於不能減肥的狀態

「我有運動也有控制飲食，但是為什麼瘦不下來？問題到底出在哪？」近幾年來，如此訴苦的肥胖患者大幅增加。即使進行飲食療法及認真運動，也只有在一開始時瘦下幾公斤，之後體重計上的刻度根本一動也不動。

這個問題也讓過去二十五年來為眾多肥胖患者治病的我苦惱多時，不知從何時起，運用既往方式醫治患者開始失去功效了，這跟體重多寡沒有太大關聯。

「以前明明是用相同方式讓患者瘦下來，但是最近為什麼都沒有成效？」後來替病患看診時我自然想通了。治療因莫名水腫、慢性疲勞、肌肉痠痛或皮膚疾病等問題來看診的病患後，我發現如果患者本身就有肥胖問題，治療後不但能解決相關疾病，連體重也會跟著減輕。這是為什麼呢？

無法成功減肥、無法如願減輕體重，這些都不是因為減肥不夠努力或缺乏意志力所致。只要重新找回體內失去的平衡，即使沒有針對肥胖問題給予治療，也能自然解決肥胖問題。

有人採用相同方式減肥卻瘦不下來嗎？那你有必要重新檢視自己的身體，你的身體很有可能處於不能減肥的狀態。

你需要不同以往的減肥方式

將汽車排檔打入P檔後再踩油門，會發生什麼事？不管怎麼踩油門，只會使引擎過熱，車子絕對不會前進。如果排檔打入R檔呢？車子會撞上後方牆壁，變成一團廢鐵。如果想讓車子前進，就必須將排檔打入D檔，再輕踩油門，如此一來，車子就會緩緩前進了。一旦車子開始行駛，之後再加速就很輕鬆，油門踩多少，車子就會向前行駛多少。

調整飲食和運動跟「油門」有同樣的作用。如果身體做好萬全準備，只要藉由調整飲食和運動，體重計上的刻度就會開始有動靜。然而，如果身體尚未準備好，就算踩油門也沒用。

採用調整飲食和運動等方式進行減肥，但體重卻沒有減輕的話，我們該如何接受這樣的事實呢？其實這時的身體早已不對勁了。簡單來說，瘦不下來這件事本身就意味著身體生病了。

付出努力但體重依然不易控制的話，放棄一般的減肥方式才是明智的做法。假使再三反覆同樣的減肥方式，可能會演變成一再餓肚子和暴飲暴食的飲食障礙，或是陷入不能減肥的狀態，怎麼瘦也瘦不下來。這時，你需要有別於以往的減肥方式，別一味責怪自己的身體與意志力，而是要改變方法。

從現在起，我想告訴你的就是這種改變的方式。

痰濕症是瘦不下來的原因

各位需要的是「排濕瘦身法」。**痰濕是妨礙自然減肥的因素，而排濕瘦身法可說是祛除體內痰濕的**一**種排毒減肥方式**。前面介紹的三十六歲女性之所以能突破六十三公斤大關，瘦到五十五公斤，並且同時解決其他的健康問題，就是因為她進行了這項排濕瘦身法的緣故。

說起「痰濕」，你或許會感到有些陌生，但是在韓醫裡，痰濕從很久以前就被視作肥胖的肇因。二〇一四年時，我曾在MBN節目〈拇指的帝王〉「老年贅肉篇」中詳細介紹過痰濕症，而且當時也引起了巨大迴響。

在西醫裡，不必要的多餘脂肪會造成肥胖問題；在韓醫裡，則是體內不必要的老廢物質與毒素會造成肥胖問題。這種導致肥胖的體內老廢物質與毒素被稱為痰濕。簡單來說，痰濕是堆積在體內、滯留不走的黏膩廢物集合體。

製造垃圾後放在屋內不丟掉的話，會發生什麼事？垃圾會腐爛，並且發出惡臭和汙水囤積，最後整間屋子臭氣沖天，根本無法住人。身體亦然。假使人體的代謝作用所產生的痰濕滯留在身體的各個角落，便會導致身體機能異常，進而引發各種疾病，韓醫將這種病狀稱為「痰濕症」。

雖然痰濕和脂肪都被認為是肥胖的原因，但是痰濕跟脂肪有所不同。脂肪是能量儲存在我們體內的一種型態，男生的體脂肪必須維持在體重的十～二十%，女生則是二十～三十%才屬正常，相反的，體內卻不能堆積痰濕。

由於痰濕是人體無法正常代謝所產生的殘留物、老廢物質，因此它跟體脂肪不同，一定要排出體外才行。若非如此，除了肥胖問題外，有時可能會引發更致命性的疾病。

贅肉、肥胖的背後，都有「痰濕」問題

「拚死拚活減肥，也挨餓過，試遍各種辦法卻無濟於事，搞得自己壓力好大，過了一段時間後只覺得滿腹委屈。反正不管怎樣做，到頭來也是瘦不下來、白忙一場。」

一名從二十多歲就開始減肥的四十六歲女性，一坐下來就開始發牢騷。

聽了她的一番話之後，發現她經常使用「挨餓」的減肥法，而且多少有些成效。可是年紀漸長後，食慾增加，食量又減少不了，一下子胖一下子瘦，所以才會變成現在這個樣子。目前體重八十二公斤，尤其是腹部肥胖的問題特別嚴重。

後來問診得知她患有高血壓、糖尿病、關節炎、腰痛、睡眠障礙、憂鬱症等疾病，總而言之，就是毛病一堆。

肥胖的問題出在痰濕，而非體型

如果減肥經常用挨餓的方式，瘦了卻又一再復胖，代謝功能會每況愈下。一旦代謝不佳，痰濕便會開始堆積，接著陷入代謝更差的惡性循環中，最後演變成透過一般的飲食控制或運動方式都瘦不下來的惡性肥胖。碰到這種情況時，應該先解決痰濕問題。

老年肥胖亦然。如同暖氣正常運作，房間才會變暖一樣，我們的身體循環功能要好，身體才會健康、減肥才會順利。可是，一旦上了年紀開始老化後，人體的所有功能便會衰退，以致人體的循環功能也跟著減弱。循環功能變差後，就容易堆積痰濕；痰濕堆積後，循環狀況就會變得更差。

即使吃得一樣多，活動量也沒變，可是一旦上了年紀，體重就會增加。這種情況下，應該先解決痰濕問題。只要解決痰濕問題，循環功能就能獲得改善，身體也會跟著返老還童。

下半身肥胖是我國女性最煩惱的體型問題。因為上半身和下半身常常差了一個尺碼以上，所以大家多半希望減肥時下半身能多瘦一點。下半身肥胖是經常水腫的女性會有的特徵，而水腫又是痰濕症的代表症狀。

有水腫問題的話，早上臉部會浮腫，眼睛周圍也會腫得很嚴重，而且早晚體重差異十分懸殊。一到晚上，下半身就會水腫，以致鞋子變緊或襪痕變得相當明顯，甚至覺得身體有如千斤般沉重，嚴重的話，手腳末端還會發麻刺痛。吃太鹹、身體疲累或太晚吃宵夜的話，這些症狀會變得更嚴重。

若是經常水腫得很厲害，可能會擔心是不是腎臟功能出問題了，但即使去醫院做了檢查，大多數人的腎臟功能都是正常沒有異狀的情況。

水腫多半是因為水分代謝出了問題，也就是水分長期滯留在組織內的狀態。簡單來說，就是海綿吸飽水分的狀態。

而水腫的起因，同樣也是痰濕症導致新陳代謝失調。因此，只要解決痰濕問題，就能改善水腫，使能量代謝變好，並且達到下半身尺寸明顯縮小的效果。治療痰濕症後，大家常說「身體變得更輕盈了」或是「原本不合身的褲子，現在穿起來剛剛好」，這都是水腫消失後所造就的結果。

別灰心喪志！現在就開始進行排濕瘦身法

不是只有減肥的人會碰到停滯期或瓶頸，像我這種「唆使」別人減肥的醫生也會碰到瓶頸。跟努力相比，當患者的成果不甚理想或是失敗次數增加時，我也會感到意志消沉。

「應該再少吃一點嗎？」

「這樣的運動量還不夠嗎？」

「不順利的原因是什麼？」

但在進行排濕瘦身法後，我得到了解答。因為患者的身體狀態和體質跟之前大有出入，所以現在必須使用不同的減肥方式，而痰濕就是其中的關鍵所在。

老年贅肉、腹部贅肉、局部肥胖、下半身肥胖等，沒有瘦不下來的贅肉。只要解決痰濕問題，無論是什麼贅肉都能剷除。

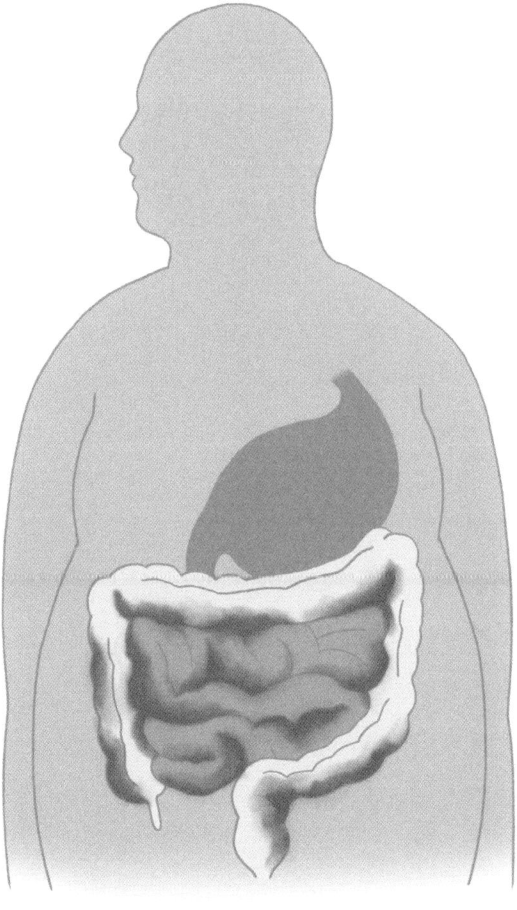

痰濕本身就是一種病態，若是不排出體外，除了肥胖問題，有時可能會引發更致命性的疾病。

「我有痰濕症嗎？」

痰濕症檢測

☐ 有消化不良的問題且容易脹氣，就算吃得不多，肚子也會鼓鼓的不太舒服。

☐ 容易水腫，早上戴戒指會不合，或是晚上穿鞋子會太緊。

☐ 身體總是很沉重的感覺。

☐ 容易入睡，但是早上爬不起來。

☐ 陰天時渾身痠痛，去一趟三溫暖流些汗就會好多了。

☐ 覺得頭很重，有時會頭暈。

☐ 對每件事沒什麼興趣，且性慾不振。

☐ 因腹部肥胖而有慢性腰痛與膝蓋痛的問題，治療後會舒緩一些，但是過一陣子又會開始痛。

☐ 不愛喝酒，也不愛吃油膩食物，但是健康檢查時曾被診斷有脂肪肝的問題。

☐ 即使上完大號或小便也不覺得舒暢。

☐ 不太喝水。

☐ 皮膚偏白，但是有斑點令人困擾。

診斷結果

0~2個

你還不用太擔心，藉由規律的飲食習慣和持之以恆的運動，就能控制體重。

3~5個

你是痰濕症危險群，難以透過一般的減肥方式控制體重，因此有必要治療痰濕症。

6個以上

強烈懷疑你有痰濕症，而且除了肥胖問題外，你也需要醫治其它疾病，因此必須藉由治療痰濕症來徹底調整你的身體。

PART 2

怎麼會罹患痰濕症

吃太多和運動不足，是痰濕堆積的主因。藉由體內代謝作用，攝取的食物會轉化成能量被使用，剩餘的殘留物則會被排泄。如果體內進出的攝取量與排泄量正好相抵，就不會堆積痰濕等老廢物質。

痰濕會堆積在體內的原因

為了減不下來的贅肉而就醫，最後卻被診斷出有「痰濕症」，大部分的病患都會為之震驚。有些人會慌張地詢問，為什麼會得到痰濕症？也有人會直接否定，覺得自己很健康，沒有任何毛病。

那麼，為什麼會罹患痰濕症呢？

理由很簡單，就是因為用餐量遠遠大於活動量，活動量卻遠遠不及用餐量的緣故。這時，若再加上阻礙氣血循環的壓力、寒性的生活習慣與外在毒素，就會產生痰濕。

雖然痰濕症是由多種因素所引發的，但這些因素其實還環環相扣，彼此相互影響，連鎖反應使身體狀況更加惡化。壓力大的話，氣血循環會變差，進而導致虛冷症。一旦出現虛冷症，就會產生痰濕，讓氣血循環變得更糟。

不僅如此，成天坐著工作或讀書的人因為活動量不足，所以代謝作用會衰退。一旦代謝作用衰退，將會無法排出痰濕，造成體內器官功能變差，容易引起肥胖問題。身體若持續這樣的連鎖反應方式，將逐漸陷入惡性循環的泥沼中，健康就會一直惡化下去。

吃太多和運動不足

吃太多和運動不足是痰濕堆積的最主要原因。藉由體內的代謝作用，我們吃的食物會被當作能量使用，其餘殘留物會被排泄出去。如果進進出出的攝取量與排泄量正好相抵，體內就不會堆積不必要的老廢物質。

反之，如果攝取量比排泄量多的話，殘留在體內的代謝物就會製造痰濕，並和脂肪凝聚在一起，變成黏糊糊的塊狀物，然後堆積在體內的各個角落。在西醫裡，它被稱為「異位脂肪」[1]，是劣等脂肪，即韓醫所謂痰濕的一種。

壓力無法調適

自律神經負責調節身體的器官，屬於獨立作業的神經，跟我們的意志無關。它能讓心臟跳動，在我們吃東西時輸出胃液，讓器官運作。

可是，自律神經深受情緒與情感的影響，一旦有壓力，自律神經就會失衡，影響代謝功能產生異常，導致體內器官功能衰退，進而衍生出各種問題。尤其會造成氣血循環不順，進而製造出大量瘀血（血液無法在體內正常循環，以致凝聚在某處的症狀，又稱惡血、死血）或痰濕等老廢物質，最後演變成痰濕症。

---

①編按：由於吃得過多，攝入的熱量多於消耗時，便會累積脂肪酸，最後量大到從脂肪細胞外溢，與其他代謝物混合，即為「異位脂肪」。這些脂類代謝物會堆積在非脂肪組織，如內臟、肌肉等，稱為「脂肪異位儲存」，形成脂肪肝、肥胖等疾病。

水分攝取不足

我們的身體有七十%是由水分所組成，因此如果每天沒有補充適量水分的話，就只能將身上的水分重新過濾、淨化再使用，也就是淨化變髒的水，然後重新利用。但不管怎麼淨化水質，全新的水還是比髒水淨化後來得乾淨。唯有使用全新的水，才能降低體內產生老廢物質與毒素的可能性。

對痰濕症患者而言，攝取充足水分是十分重要的，可是這些患者反而水喝得很少。以成人來說，最好一天用二百毫升的杯子喝七至八杯，然而痰濕症患者多半都只喝三、四杯以下。原因在於若有痰濕症，往往會出現水腫的問題，因此他們擔心喝水會水腫得更厲害，結果導致惡性循環，痰濕症的問題也就漸趨嚴重。

氣血循環不順就會產生痰濕

體內每天都有癌細胞生成，但是我們之所以沒有罹癌，是因為身體的免疫系統有妥善清除癌細胞的緣故。一旦免疫系統出了問題，我們就會罹癌。痰濕症亦然。代謝過程中，就算產生殘留物，但只要是健康的身體就能適當排出殘留物，不會堆積痰濕，也就不會罹患痰濕症。

在韓醫裡，「氣血循環」被視為健康的基礎，而韓醫所謂的氣血指的既是身體功能上的單位，也是構造上的單位。血管的循環系統不單單只是由血液與血管所構成，它同時也包含了將血液運輸至微血管各處的能量，也就是包含了氣的循環。因此，氣血循環順暢意味著我們體內的心肺功能及循環作用運作正常。

然而，不論是因為吃太多、運動不足、老化等何種因素，一旦氣血循環變差，便會出現疲勞、水腫或消化不良等功能方面的問題。一段時間過後，會逐漸形成有形的老廢物質和毒素，開始堆積痰濕，隨後演變成惡性肥胖。

總之，「循環」是區分身體有無堆積痰濕的最大指標。循環運作正常才能順利排出代謝過程中所產生的老廢物質與殘留物，如此一來，各位才能擁有未堆積痰濕的健康身體，以及夢寐以求的曼妙身材。

寒性的生活習慣會阻礙循環

寒性的生活習慣是引起痰濕問題的直接因素，也是促使氣血循環變差的原因之一。一旦身體變寒，就會導致氣血循環衰退，無法順利排出老廢物質，進而變成容易產生痰濕的體質。

如果說「別讓身體覺得冷」，我們通常會想到要穿得暖一點，殊不知食物也會導致虛冷症。不論天氣冷熱，只要愛喝冰飲料，愛吃冰冷食物，就很可能引發

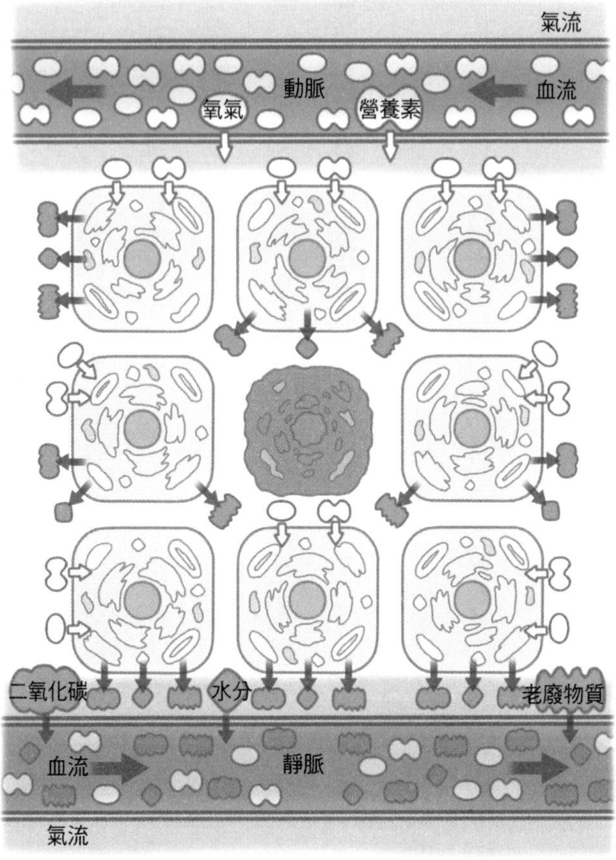

人體會攝取氧氣和營養素，並進行代謝活動，排出老廢物質、二氧化碳與水分等。如果身體的整體循環作用像這樣正常運作的話，就不會產生痰濕症。

虛冷症。一旦有虛冷症的毛病，循環作用就會變差，進而出現器官功能衰退的微光，特別是手腳等末梢部位冰冷、下腹寒冷、臉色蒼白或消化功能變弱。除此之外，還會衍生出容易疲勞、食慾不振等問題。嚴重的話，免疫功能也會減弱，並且容易生病。整體新陳代謝不佳，自然會出現痰濕問題。

因此，讓消化器官與子宮保持溫暖的生活習慣十分重要。少吃冰冷食物，也別讓下腹和臀部暴露在冷空氣中。一旦消化器官變冷就容易產生痰濕；子宮一旦受寒，便會出現痰濕所引起的生理痛、經期不規律、白帶或不孕等疾病。透過溫性的生活習慣促進氣血循環，讓消化與吸收過程順利，將有助於預防痰濕症。

反覆減肥失敗，也會導致痰濕問題

越常減肥的人，越不容易減重。一再重複「錯誤的」減肥方式，是變成惡性肥胖或減重失敗的主要原因。

若是一再重複挨餓這種偏激的減肥方式，會導致大量使用能量的肌肉減少，新陳代謝也會逐漸變差。新陳代謝是身體消耗能量的最大主軸，一旦功能變差，即使飲食一如往常，活動量也一樣，依然容易發胖，而且不易瘦下來。相反的，新陳代謝順暢的人會消耗較多能量，因此不容易發胖。

減肥一再失敗導致新陳代謝變差，這件事意味著氣血循環不佳，脾胃功能或淨化功能減弱，因此理所當然會出現痰濕問題。

脾胃功能衰弱

韓醫所說的脾胃功能，是指正常消化及吸收食物，並將它當作養分加以利用，隨後再將多餘的殘留物排出體外的功能。在西醫裡，這種消化、吸收、排泄過程稱為代謝作用。

若因為錯誤的減肥方式而導致脾胃功能衰弱，不只消化及吸收能力會變差，更會大量製造老廢物質無法及時排出。這種老廢物質在體內會直接產生毒素作用，不但會引起不良反應，也會讓新陳代謝與免疫力變差，進而引發各種疾病。

脾胃功能衰弱的原因繁多，諸如飲食不規律、吃太多、壓力、老化、不良食物等因人而異。脾胃功能一旦衰弱，很有可能會演變成痰濕症。

淨化功能減弱

我們的身體具有保護自己、為自己排毒的自淨能力，而痰濕症可解釋為這種淨化能力無法順利發揮作用的狀態。導致如此的原因可概分為兩個：

第一，因為體內的毒素已超出自淨能力的範圍。現代人暴露在諸多毒素中，街道上充滿著環境汙染所造成的各種煤煙、粉塵、重金屬等，滿是化學添加物的加工食品也早已成為我們的主食，累積程度已無法透過排毒系統解決，最後毒素會囤積在身體各處，進而衍生出問題。

第二，減肥一再失敗、老化、疾病、壓力、過度疲勞等，都是淨化系統功能減弱的肇因。一旦淨化系統出狀況，體內的老廢物質與毒素會逐漸堆積，等超過臨界值就會產生問題。

老年贅肉也是因為身體功能減弱的緣故。雖然食量或活動量都沒變，一旦上了年紀，氣血循環和新陳代謝等就會變差，進而形成老年贅肉與肥胖。

哪些人容易堆積痰濕

基本來說，痰濕多半會受飲食習慣與生活習慣影響，但即使維持相同的飲食習慣與生活習慣，有些人依然容易堆積痰濕。以下這些人應特別留意，別讓痰濕症搞壞自己的身體。

女性比男性更容易堆積痰濕

在身體特性上，女性的陽氣比男性不足，常會出現新陳代謝不佳的情形。此外，女性會經歷女性荷爾蒙分泌急遽下降的更年期，以及對身體帶來極大傷害的懷孕、生產等階段，因此相較於男性，女性更容易出現氣血循環衰退的狀況。

有虛冷症的人更容易堆積痰濕

虛冷症是因為體內陽氣不足導致身體異常變冷，或是氣血循環不佳造成陽氣循環不良、末梢部位變冷的症狀。一般來說，比起陽氣旺盛的男性，陰氣旺盛的女性更容易罹患虛冷症。

患有虛冷症的話，氣血循環與新陳代謝會變差，因此容易堆積脂肪，製造大量老廢物質。再加上將老廢物質排出體外的功能也會變差，以致於堆積在身體各處，一段時間過後，極有可能導致肥胖與演變成痰濕症。

這種情況下，必須同時治療虛冷症與痰濕症。由此可知，虛冷症會對痰濕症造成莫大的影響。

男性中年過後也容易堆積痰濕

在生理上，由於男性陽氣充沛，所以出現痰濕問題的情況相對較少。不過，這是年輕時候的事。一旦中年過後，陽氣便會因老化而漸顯不足，整體的新陳代謝與氣血循環也會變差，比年輕時更容易出現痰濕的問題。

男性年過五十或六十歲後，下半身會出現虛冷症的毛病，這是因為陽氣減少、代謝變差、肌肉變少的緣故。因此，男性中年過後也應當像女性一樣，注意痰濕症的問題。

體內痰濕太多，會變成肥胖體質

人們經常說自己是「肥胖體質」。明明付出相同努力，別人減肥很容易，但自己卻瘦不太下來，於是試圖從體質方面找出發胖原因，所以前來看診的肥胖患者，多半會詢問跟體質有關的問題。

假如患者開門見山地問自己是否屬於肥胖體質，我會說「有易胖體質」，韓醫所說的「太陰人」就是如此。「肝大肺小」是太陰人的特徵。肝是吸收器官，肺是擴散器官。也就是說，太陰人吸收與儲存能量的器官相對較為發達，消耗能量的器官相對較為虛弱，因此就算食量相同，活動量也一樣，太陰人依然比其他體質更容易發胖。

儘管如此，這並不代表只要是太陰人就一定會發胖。有項分析韓國小姐體質的研究，據說七十％以上的人屬於太陰人。只要太陰人善加管理自己體質方面的缺點，就能維持苗條又健康的身體。太陰人之所以會發胖，不是天生體質所致，而是無法善加管理自己缺點的緣故。

肥胖體質就是痰濕體質

假使體內的和諧狀態被打破了，天生是不易胖體質的人也會發胖。「少陰人」的消化器官虛弱，屬於不易發胖的體質，但是萬一氣虛證②加劇，正常的新陳代謝功能衰退，無法妥善處理的老廢物質堆積在消化器官的話，就會發胖。

「少陽人」同樣也屬於不易發胖的體質，但是這類型的人經不起壓力，所以

②編按：「病、證、症」是東方醫學診斷時所會使用到的專有名詞。「證」即證候，在東方醫學的辨證基礎上，代表疾病產生的原因。同一種「證」的病人，不一定會有同一種病徵，例如糖尿病患，未必都會得白內障。「症」即症狀，「病」即疾病。例如，感冒是「病」，會有發熱、畏寒、咳嗽、鼻水等「症」，至於感冒的原因，則是「證」。

一旦壓力調適不順，便會導致氣血循環變差，進而發胖。

我們常說肥胖體質是天生的，更準確的說法是，痰濕容易大量堆積的體質。越是容易發胖的人，痰濕也越多，所以在韓醫裡，肥胖體質也被稱為「痰濕體質」。因此，沒必要揣測自己是否為肥胖體質，也沒必要因為天生體質如此就無奈地自暴自棄，只要解決痰濕問題就行了。

專心醫治痰濕症比減重更重要

身體經常無緣無故水腫，且極度疲憊的三十多歲女性上班族前來就診，她說想吃補藥，可是又擔心會變得更胖。

「我體重七十公斤出頭，可以吃補藥嗎？我其實有一堆小毛病，身體也十分虛弱，跟外型看起來不太一樣。而且最近不管怎麼睡還是覺得很累，上班也累得不得了。想說不然煮個補藥來吃好了，但是又擔心變胖。」

她患有甲狀腺功能低下症，所以早已對減肥不抱有任何期望。甲狀腺功能低下症是荷爾蒙分泌異常，導致身體各種功能衰退的疾病。基於這樣的原因，即使飯吃得不多，體重也會增加。

我先讓她稍微安心後，再將問卷遞給她，以便進行痰濕症檢測。沒多久，她因為自己囊括了所有症狀而大為震驚。一問之下才知道，原來她還罹患了其他尚未提及的各種病症，而那些都跟問卷項目和諮詢部分相符。這名患者需要的既不是減肥，也不是補藥，而是醫治痰濕症。

由於該名患者有諸多病症共存，因此她進行了長時間且緩慢的治療過程。進行解決痰濕問題的排毒計畫後，不僅消化順暢，身體也變得更輕盈，整體狀況改善了不少。

五個月以來，她持續醫治痰濕症，當初因體重造成的膝蓋痛、慢性疲勞、水腫與皮膚疾病等問題都大幅改善。期間，體重也減輕了十五公斤左右。

解決痰濕問題才會瘦

最近的肥胖患者會同時出現諸多症狀，尤其氣喘、異位性皮膚炎、高血壓與心血管疾病等是最常伴隨的疾病。近來則是原因不明的搔癢症，起疹子或紅腫這類皮膚疾病在逐漸增加中。不過神奇的是，只要解決肥胖問題，這些症狀大部分都會自然而然的消失。而要解決肥胖問題，就要先解決前面談到的各種疾病根源，痰濕症。

排出痰濕等同是治療疾病的根本原因。不管罹患了哪種疾病，只要祛除體內痰濕，血液就會變清澈，進而能使體內器官恢復到乾淨健康的狀態。只要有這樣的身體狀態，就不會產生肥胖問題。

因此請謹記！只要解決痰濕問題，自然就會瘦下來。

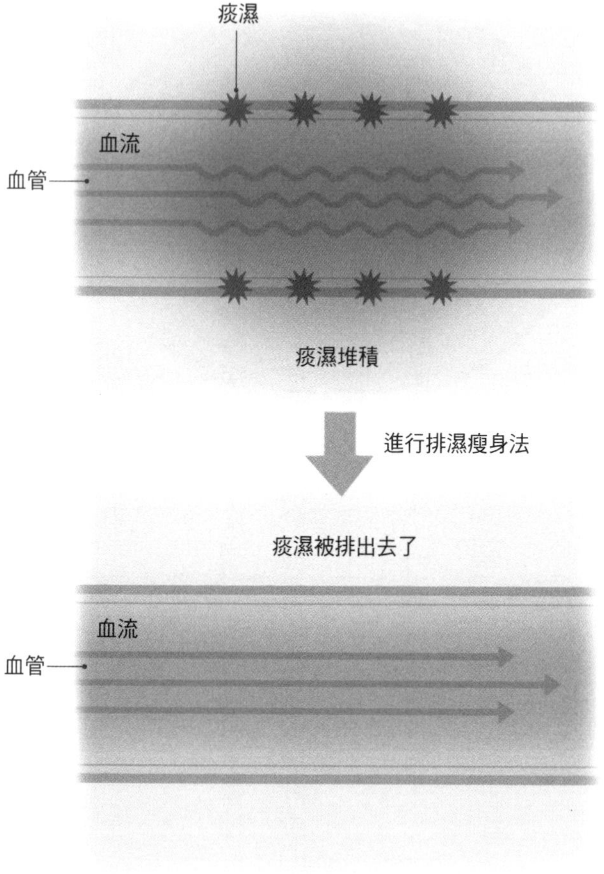

一旦痰濕堆積滯留，氣血循環與新陳代謝就會變差，進而變成易胖體質。唯有排出痰濕，讓身體變乾淨才容易瘦下來。

痰濕症是百病之源

肥胖是痰濕症的典型症狀，但不是只有肥胖而已。痰濕具有黏稠且容易堆積的特性，會堆積在體內各個角落，進而致病。若是堆積在肝臟裡，會引起脂肪肝或肝癌等肝臟疾病；若是堆積在血液中，會引起腦中風、老人痴呆症、心臟衰竭等心血管疾病；若是堆積在皮膚內，會引起異位性皮膚炎等各種皮膚疾病。

除此之外，痰濕症也是以下症狀的起因。假如平時有這樣的症狀，你很可能有痰濕症。

平時只吃一點點就脹氣，而且消化不良

痰濕會對身體的各種臟器與器官帶來負面影響，對消化器官所造成的影響特

別大。暴飲暴食後，肚子脹氣是理所當然的。然而，如果飲食正常卻出現這樣的症狀，或是經常脹氣導致肚子不舒服的話，原因很可能出在腸道運動不足或消化液分泌減少。此外，這類原因背後通常藏有更根本的原因，那就是因痰濕症而產生的毒素，促使腸道正常功能衰退的緣故。

我們可能會認為消化不良沒辦法吃太多，所以不會發胖。然而，一旦消化功能衰退，無法正常被消化，吸收的食物便會長期滯留在消化器官內，進而產生大量毒素與老廢物質。這類毒素與老廢物質會妨礙身體正常的代謝功能，長期滯留的話，就會使人發胖。

我們往往認為肥胖者是因為消化太好，所以不管吃什麼都會發胖，但實際情況多半與之相反。肥胖的人經常會出現消化障礙、便祕或腹瀉這類的腸道問題。暴飲暴食、飲食不規律或吃速食等不良的飲食習慣，也是導致發胖的原因。而一旦發胖，痰濕便會堆積在消化器官內，進而出現這樣的問題。

身體容易水腫

身體水腫是體內水分代謝不佳的證據。我們的身體有七十％以上是由水分所構成，而且每天都會攝取新的水分，並排出一定份量的水分跟老廢物質。可是一旦患有痰濕症，血液循環會最先出狀況，因此容易出現水腫問題。

出現水腫的部位會隨著生活模式與體質而有所不同，通常早上會臉部浮腫或關節僵硬，下午則會受重力影響而出現足部腫脹、鞋子變緊的狀況。

最近，雙腿腫脹或單隻手臂水腫的淋巴水腫患者，有逐漸增加的趨勢，而淋巴水腫跟痰濕症也有關聯。淋巴結相當於身體的垃圾場，是排出毒素的場所，如果因堆積痰濕而阻塞的話，會導致體液循環不順暢，進而出現局部水腫的狀況。

生理痛或經期不規律的問題十分嚴重

在韓醫裡，堆積在子宮與卵巢內的痰濕，被認為是經期不規律與生理痛的主要因素之一。痰濕會使子宮與卵巢功能衰退，並妨礙氣血循環，因此只要祛除痰濕讓血液循環與新陳代謝變順暢，就能解決肥胖問題、自然化瘀，經期不規律與生理痛的問題也會隨之消失。

若是對慢性生理痛或經期不規律的問題置之不理，可能會導致不孕。不過，只要接受痰濕症的治療，跟子宮有關的異常問題便會好轉，也就更容易受孕。

睡眠充足但早上還是爬不起來

睡眠時間能累積白天活動的能量，如同手機電池充電一樣，我們的身體能透過睡眠排出老廢物質、製造新細胞、補充活力。

可是，如果痰濕症導致正常的新陳代謝過程變差，便會對補充活力的過程帶來負面影響，因而無法消除疲勞。所以，患有痰濕症的人，即便早上爬得起來，也感受不到神清氣爽的感覺。

陰天時渾身痠痛

痰濕症患者說，天氣陰沉時，關節疼痛與不適的感覺就會加劇。關節是骨頭與骨頭相連的部位，結構上有空隙，所以痰濕容易停滯在此。一旦痰濕堆積在關節處，就會出現浮腫、行動不便或疼痛的問題。這樣的情況即使到相關的門診科別接受治療，也很容易復發，這是因為罪魁禍首痰濕症並未獲得改善的緣故。

通常在三溫暖流些汗後，可以暫時祛濕讓身體變輕盈，可是常去三溫暖的話，會消耗精力，因此過量也不好。

就祛除痰濕來說，透過運動流汗比去三溫暖強制排汗來得有效。運動可恢復正常的新陳代謝與氣血循環，有助於改善痰濕症。

有慢性腰痛與膝蓋痛的問題

體內堆積脂肪是痰濕症會出現的典型症狀，亦即肥胖。其中，腹部肥胖會對心血管系統造成負擔，導致高脂血症、動脈硬化、高血壓、心臟衰竭、腦血管疾病等問題，同時也會對肌肉與骨骼帶來龐大的負擔。

若有腹部肥胖的問題，脊椎會彎曲、產生位移，進而導致腰痛，也會對必須承擔體重的髖關節、膝關節與足踝關節造成負擔。而體重是對膝關節造成最大影響的因素。

頭昏腦脹且常常頭暈

如果痰濕症導致氣血循環出問題，離心臟較遠的部位會率先出現異常症狀，尤其是頭部與四肢末梢。頭部氣血循環變差的話，會出現頭痛、暈眩或頭昏腦脹的症狀與感受。

因痰濕症而有頭痛症狀時，若是習慣性地服用頭痛藥，會導致氣血循環惡化，進而演變為頑固性頭痛，因此需多加留意。這種情況下，呼吸新鮮空氣或做深呼吸的話會很有幫助，亦可持續利用丹田呼吸或做瑜珈。

無特殊原因卻有脂肪肝的問題

明明體重正常，平時也不太喝酒或吃油膩食物，可是卻被診斷出有高脂血症或脂肪肝等問題，很可能是痰濕症所致。

脂肪會經由攝取食物而累積，也會在我們的體內合成，然後被儲存起來。由於痰濕症會導致氣血循環變差、正常代謝功能衰退、老廢物質與毒素增加，因此脂肪代謝就會出問題，進而出現脂肪肝。

上完大號或小便後也不覺得舒暢

健康的要素有「三快」，吃得痛快、睡得痛快、排得痛快，而這裡所說的排是指大號與小便。

什麼是排得痛快？排的量固然重要，但是更重要的是排便痛快、解尿痛快。也就是說，大小便後有舒暢感，不會覺得排便排不乾淨、解尿解不乾淨，這樣才是排泄順暢。如果痰濕症導致腸道與膀胱功能變差，就會出現排便排不乾淨、解尿解不乾淨的問題，這是與新陳代謝變差有關的典型症狀。

皮膚長出痘痘和斑點

皮膚是體內堆積老廢物質時最容易被看出來的部位之一。它猶如反映體內器官狀態的鏡子，體內髒亂不堪的話，外觀上的皮膚也乾淨不到哪去。

一旦患有痰濕症，氣色與膚色通常會變差，而且會起疹子，斑點也會變多。了解後發現，原因不詳的成人痘、牛皮癬、異位性皮膚炎、蕁麻疹等，就算吃藥也不太會痊癒的皮膚疾病，多半都是痰濕症所造成的。

出現之前不曾有過的過敏疾病

隨著年紀增長，經常出現原因不明的過敏症狀，這也可能是痰濕症所致。

如果鼻炎、氣喘、冷過敏、光過敏或水果過敏等，以前不曾引起問題的刺激物卻突然引起症狀的話，很有可能是痰濕症造成的。這是痰濕症導致免疫力下降所出現的症狀。

常常疲憊不堪，感覺身體沉重

如果痰濕症導致新陳代謝變差，身體將無法妥善處理產生疲勞的物質，因此很有可能出現身體沉重、慢性肌肉痛的問題。而痰濕症的典型症狀水腫，也會使疲憊感加劇，這是因為渾身沉甸甸的感受會增加疲憊感的緣故。

李京姬院長的減肥TIP 1

治療痰濕症後就會改善的疾病

痰濕症會導致體內諸多功能衰退，進而引起各種疾病，因此只要好好醫治痰濕症，以下的症狀就會好轉，而且也能減少引起各疾病的危險因子。

- 肥胖
- 慢性鼻炎
- 高血壓
- 高脂血症
- 慢性疲勞
- 腦血管疾病
- 成人痘
- 糖尿病
- 類風濕性關節炎
- 腸躁症
- 心臟疾病
- 各種癌症
- 異位性皮膚炎

PART 3

解決痰濕問題自然就會瘦

患有痰濕症的身體必須「除舊生新」。只要進行「除舊」程序，祛除在體內堆積的老廢物質集合體痰濕，以及進行恢復正常新陳代謝的「生新」程序，就能同時改善肥胖問題與其他各種疾病症狀。

透過體內大掃除清除痰濕

如果發胖是痰濕所致，解決方法非常明確，只要祛除痰濕即可。

提到祛除體內老廢物質與毒素時，許多人普遍會想到要透過灌腸、運動或三溫暖等方式來流汗與排毒。這些方法也不是全然無效，只是它們只能清除腸道內的宿便和過度排出體內的水分，而且僅是一部分的痰濕。

既然如此，該怎麼做才能解決痰濕問題？要如何才能徹底擺脫痰濕症？

別追究體脂肪，而是要阻斷根本原因

不論是飲食控制還是運動，傳統的減肥方式總是將我們的身體逼到極限。但要抱持強烈意志，同時也要在艱辛的戰鬥中擠出最後一丁點力量，方能獲得勝

利。因為在西醫裡，盡可能消耗體脂肪被視作肥胖問題的解決方針。然而，肥胖不僅僅是體脂肪的問題，別一味想著要解決體重上升的症狀，而是要恢復人體系統，讓身體得以自行控制體重。

在韓醫裡，阻斷體脂肪形成的根本原因被視作治療肥胖問題的目的。根據《東醫寶鑑》③一書所言，最佳的治療就是找出搞壞病人身體的根源，然後加以根治。這麼一來，其餘的瑣碎症狀就會自然痊癒。

有句話說，「治病必求於本」，意指治療疾病最重要的是找出疾病的根源。只要處理好基本問題，就算有數十種症狀也會全數消失。瘦身亦然，不是汲汲營

③編按：《東醫寶鑑》是一部醫學著作，由朝鮮宣祖的御醫許浚所編撰，成書於一六一〇年，三年後正式刊行。共二十五卷，有內景、外景、雜病、湯液、針灸五篇。全書以《黃帝內經》為理論基礎，以及金元四大家的實際醫學理論，並倡導朝鮮鄉藥的運用，可說是一部綜合性醫學理論和臨床典籍。此書問世後奠定了韓醫學的獨立地位，並始創「東醫」作為朝鮮傳統醫學的專用名稱。

甇於甩掉眼前的體脂肪，而是要阻斷形成不必要體脂肪的根本原因，以促成恢復最佳機能的過程，讓身心恢復到原來的健康狀態。

藉由除舊生新再次重生

假設罹患疾病的身體是「亂七八糟的房間」，那麼，恢復身體健康就等於是把房間打掃乾淨。為了重新將亂七八糟的房間妝點得漂漂亮亮，我們最先做的事情不是買花回來裝飾或掛上美麗的相框，而是要先將房間髒亂的垃圾收拾乾淨，然後再打掃一番。在髒亂不堪的房間內增添鮮花與相框，只是徒然增加垃圾量，讓房間更亂罷了。所以，若想解決痰濕問題，就得先清空我們的身體。

在韓醫裡，解決肥胖問題之前，有項醫治所有疾病的根本治療理念，那就是「除舊生新」，這句話亦即「祛除老舊東西，以便產生新東西」。舉例來說，如果腳踝嚴重扭傷，導致關節周圍出血，腳踝就會因血液和體液凝結而腫起來。這時只要藉由拔罐消除瘀血，受損的組織就會恢復得更迅速，這就是除舊生新。

患有痰濕症的身體也必須除舊生新。只要進行「除舊」程序，祛除在體內遊蕩的老廢物質集合體痰濕，以及進行恢復正常新陳代謝的「生新」程序，就能同時解決肥胖問題與其他各種疾病。

排濕瘦身法不單單只是減肥妙招而已，它也是讓我們重新擁有健康身體的治療方式。

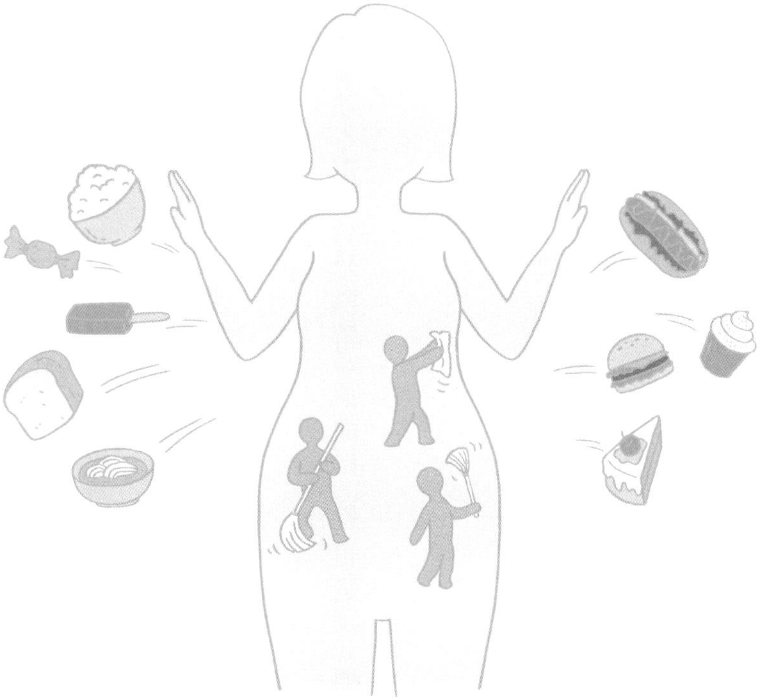

想要解決痰濕問題，就要戒掉酸性食品，然後徹底打掃身體的各個角落，除舊生新。

禁食可讓消化器官好好休息

痰濕是身體正常代謝過程中所產生的老廢物質，能將痰濕順利地排出去才算健康。然而，如果體內系統出了問題，導致身體無法自行排出痰濕，就會罹患痰濕症。這時，您需要的就是更厲害的痰濕排出法，如果持續像以往一樣每天清掃一點點，是無法將停滯的痰濕全部排泄出去的。

霧霾問題嚴重時，不能開著門打掃，而是要先關上門。身體也一樣，若想徹底做好體內大掃除，就得先閉上嘴巴。先攔截從嘴巴入侵的毒素，再盡快排出堆積在體內的毒素與老廢物質，而這樣做的第一階段就是「禁食」。禁食是相當重要的痰濕清除法。

禁食是痰濕症解決方法的核心

禁食是讓身體自癒力極大化的治療方式，被醫界廣泛使用。進行禁食時，原本用於消化和吸收的能量會被用來排除老廢物質與毒素。難以治療的疾病或自體免疫疾病，主要會使用禁食作為其治療方式，不過，像是腸躁症、慢性疲勞、痤瘡、異位性皮膚炎、慢性鼻炎、代謝症候群、類風濕性關節炎或僵直性脊椎炎等疾病，也會使用禁食療法治療。

用禁食來排出痰濕也相當有效，尤其是因錯誤的飲食習慣或不良食物而導致痰濕堆積的人，更需要禁食。

這裡說的禁食是不吃固體食物，也就是說，不能吃有料或需要咀嚼後再吞嚥的食物，這都是為了要讓消化系統好好休息。雖然一日三餐規律的少量進食也有助於排出痰濕，但是這只適用於痰濕不多的狀況。如果因痰濕大量堆積而罹患痰濕症的話，會需要更厲害的痰濕排出法，而該方法就是禁食。相較於排出痰濕，一日三餐少量進食比較適合用來預防痰濕症。

西醫的說法是，減肥時一旦斷食就糟糕了，因為身體會將斷食判斷為緊急狀態，不但體脂肪不會被當作能量使用，新陳代謝也會跟著衰退，藉以節省精力。基於這樣的原因，西醫才會警告使用斷食挨餓的方法減肥一定會復胖。

其實，最重要的是如何禁食。禁食的結果會因不同的禁食方法而有所差異。如果貿然斷食，身體會感到不安，因而判斷非得儲存能量不可；若是先慢慢減少用餐量，接著禁食一陣子，然後再慢慢增加用餐量，身體會判斷這是體內正在控制用餐量的狀況，就不會因為禁食感到不安而非得儲存能量了。

多吃對祛除痰濕有益的薏仁

在韓醫裡被稱為薏苡仁的薏仁是祛除痰濕效果極佳的藥材，能控制食慾、消除空腹感，所以常被當作減肥食材使用。最重要的是，它對於體內水分代謝停滯而出現水腫的肥胖問題非常有效。

就現代營養學來看，薏仁富含蛋白質以及鉀、鎂、磷等礦物質，營養成分也多於其它穀物，更因為蛋白質含量特別高，所以很適合當作減肥時的食材或拿來泡茶。經實驗證實，肥胖患者服用薏仁後，脂肪細胞的大小與數量會隨之減少。

此外，由於薏仁祛除痰濕的作用極佳，因此可同時治療痰濕所引起的各種症狀，像是肥胖者的水腫與關節痛、軟便或腹瀉症狀、痤瘡、脂漏性皮膚炎、化膿性皮膚病等，都相當有效。若是痤瘡、脂漏性皮膚炎等皮膚病症，除了食用薏仁之外，也可以用薏仁粉敷臉或按摩。

薏仁含有一種名為「糊精」（Dextrin）的纖維質，此成分可幫助排出腸道內的老廢物質，活化腸道機能，有效預防便祕。除了腸道外，它亦有助於清除在血管裡堆積的老廢物質，有效預防高血壓等血管疾病。

多吃薏仁可預防痰濕症

進行排濕瘦身法期間，會吃最多的食材就是薏仁。不但可以將薏仁煮成茶飲，也可以像麵茶粉一樣用水沖泡後再食用。之後我會詳細說明。

不過，從自動販賣機、超商等買來的一般薏仁茶飲料沒有這樣的效果，因為它的砂糖含量過高，且含有食品添加物。加工薏仁茶在我們體內只會變成另一項毒素罷了。

進行排濕瘦身法期間，多喝以薏仁為主所製作的「氣血茶」，以及煮「氣血飲」來喝是關鍵。瘦身結束後，如果能繼續食用薏仁，可以有效預防痰濕再次堆積。

製作薏仁茶的方法很簡單。將洗淨後瀝乾的薏仁稍微乾炒過，然後像麥茶一樣放入水中煮來喝，或是製成粉末當新鮮食品直接食用即可。若是將薏仁當作五穀雜糧放入米飯中一起蒸食，不僅能預防痰濕問題，亦能防止便祕。

李京姬院長的減肥TIP 2

薏仁會讓精力變差？

坊間流傳薏仁會讓男人的精力變差，所以要病患食用薏仁時，病患總擔心會影響精力，不過這只是謠言罷了。薏仁反而有助於強化肌肉，甚至被使用來治療會引起肌肉衰弱症狀的腳氣病。所以薏仁不是讓精力變差的食品，而是能打造出結實大腿的「精力」食品，所以除了女性之外，我也相當推薦男性食用。

藉由氣血茶來強化除舊作用

氣血茶顧名思義就是促進氣血循環、排出老廢物質與帶動排毒作用的茶，具有強化除舊作用的功效，能清空像痰濕一樣長期待在體內的不良物質。我在某節目介紹了能戰勝老年贅肉的氣血茶後，至今依然持續推薦給許多為了治療肥胖問題來看診的人。

毒素是導致現代人出現痰濕症的原因，大致可分為三種，《東醫寶鑑》將它們解釋為瘀血、痰飲、積食。瘀血是不健康的血液；痰飲是積聚而變混濁的體液；積食是吃太多而堆積的食物殘留物。如果再加上脾胃功能失調和氣血循環不佳所造成的影響，就會導致痰濕症惡化。

氣血茶有薏仁、荷葉、陳皮（乾燥的橘子皮）與山楂這四種食材，對祛除痰溼的效果十分顯著。荷葉有助於治療水腫；薏仁具有分解脂肪的效果；陳皮能活絡氣血循環；山楂有益脾胃功能且效果極佳。平時常喝氣血茶的話，不僅能預防痰溼症，同時也能甩掉老年贅肉。

薏仁 祛除痰溼效果最佳的藥材，堪稱是氣血茶的關鍵食材。

荷葉 具有祛除體內溼氣、解熱與治療水腫的效果。同時也有助於殺菌、止血、消除瘀血與口臭、預防咳嗽等各種功效。

陳皮 疏通氣血、有助身體循環、對祛除痰溼有益。對於身體容易水腫的人特別有效，亦能讓消化器官更順暢。

山楂　消除因消化不良所積聚的食物殘留物。對吃葷所導致的消化不良有益，且具有活血化瘀的功效。

既然要喝，就喝熱的

進行痰濕瘦身法期間要每天喝氣血茶，盡可能將痰濕排出去。氣血茶帶有淡淡的荷葉香，喝起來毫無負擔。減肥結束後如果能繼續當成開水飲用，將能有效預防痰濕堆積。

身體暖和，人體的循環作用才會更加順暢，並且有利於祛除痰濕，因此氣血茶最好喝熱的。可是，這裡說的「熱」不單意指茶的溫度，同時也意味著藥材各自的屬性，因此並不表示喝冷的，藥材就喪失溫熱性質。也就是說，氣血茶最好喝熱的，但是也可根據不同狀況冷藏保存，然後再適時飲用也無妨。

氣血茶是將薏仁、荷葉、陳皮、山楂以4：1：1：1的比例熬煮製成。其中袪除痰濕效果顯著的薏仁，務必要比其它藥材多放一些。

陳皮是乾燥的橘子皮，放越久藥效越強。雖然也可以自己做，但市售橘子外皮可能有農藥殘留，所以我建議還是購買藥材專用的陳皮使用。荷葉也務必風乾後再使用。這些食材都可透過一般藥材行或網路藥材賣場等通路購得。

氣血茶的四種藥材都具有袪除痰濕的功效，但它們同時也有提升水分攝取量的效果。假如每天喝不到兩公升左右的水，我們的身體就會淨化體內的水分繼續使用。重新淨化髒水的過程中，不但會使用到許多能量，而且淨化再利用的水也不會比新水來得乾淨。因此請謹記，唯有攝取足夠的水分，除舊生新的過程才得以有效運作。

氣血茶製作方式

材料

薏仁 1/2 杯（80 公克）
荷葉 4 杯（20 公克）
陳皮 1/2 杯（20 公克）
山楂 1/2 杯（20 公克）
水 4 公升

* 這是兩天的份量。如果要煮更多的份量，只要依照比例增加即可。
* 計計量時以量杯為基準。

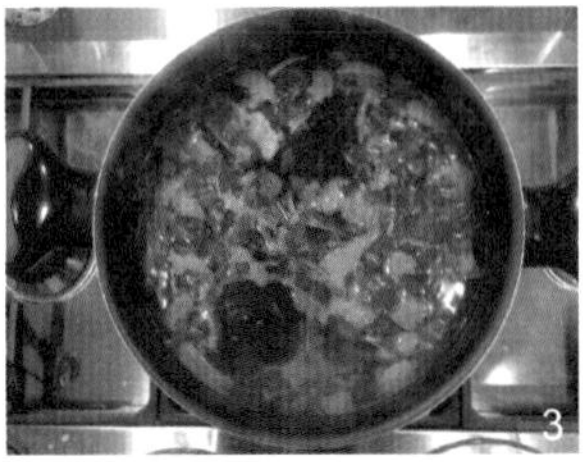

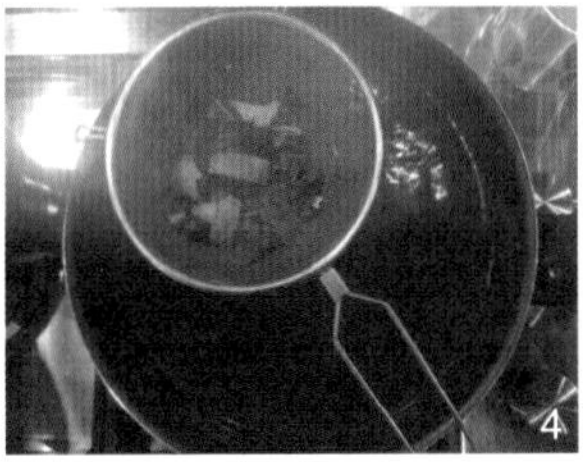

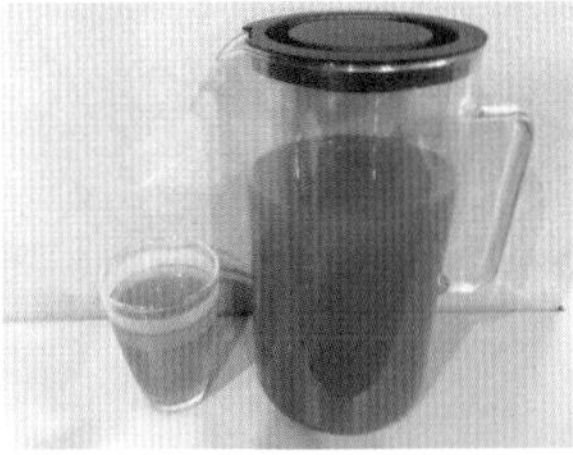

作法

❶ 像洗米一樣將薏仁洗淨；其它材料則用清水稍微沖洗後撈出。

❷ 將洗好的材料放進湯鍋內，倒入 4 公升的水。

❸ 用大火煮滾後，轉小火熬至水剩約 2 公升左右。

❹ 熬好後用篩網撈除材料即可。

❺ 冷卻後請冷藏保存，隨時都可飲用，能加熱喝更好。

透過氣血飲助生新作用一臂之力

排濕瘦身法中，有為期三天的禁食期，會用水沖泡氣血飲的混合粉類來飲用，以取代正餐。

氣血飲的「飲」意指喝，是將有助於除舊生新的三種穀物（薏仁、大麥、黑豆）與山藥以相同比例混合後所製成的粉末，用水沖泡來喝。氣血茶能強化除舊作用，氣血飲則能恢復新陳代謝與消除身心疲勞，強化生新作用。

「禁食」是解決痰濕症最重要的辦法，跟完全不吃食物的斷食不同。禁食是只吃沒有料的食物，亦即禁止吃需要咀嚼的食物。就消化與吸收方面來說，固體且需要咀嚼的食物會使用到更多能量，因此禁食期吃的食物必須是不用咀嚼且可飲用的形態，如此一來，身體才能將能量專注在排出痰濕上。

禁食的另一項原因是為了防止食慾荷爾蒙分泌。胃壁會分泌食慾荷爾蒙，一旦吃下固體食物，就會刺激胃壁，進而分泌出更多的食慾荷爾蒙。這也是為什麼腸胃空無一物時起初會感到飢餓，但是一段時間過後便感受不到飢餓感的原因。

取代正餐飲用的氣血飲具有瘦身後防止復胖的效果。徹底斷食對清除老廢物質的除舊作用雖然更有效，但是對身體會造成很大的負擔，而且日後也會導致暴飲暴食。話說減肥的成敗與否，取決於減肥後如何控制食慾，因此就防止復胖來說，透過氣血飲提供禁食期間必備的基本營養素，要比徹底斷食來得安全有效。

四種食材能強化生新作用

氣血飲的四種食材源自「九仙王道糕」。九仙王道糕記載於《東醫寶鑑》，「九仙王道糕是利用九種無副作用的一般中藥材所製成的糕點，益於健脾胃、整腸助消化，促進食慾，也能提升腎臟活力，養精神、補元氣，增強免疫功能」。將蓮子、山藥、白茯苓、薏苡仁（薏仁）、麥芽（大麥）、黑豆、芡實、柿霜（柿餅表面的白色粉末）、砂糖（白砂糖）等九種材料的粉末混入粳米粉中，蒸熟後當作糕點食用，或是將糕曬乾後磨成粉，泡入稀粥或蜂蜜水中飲用。

九仙王道糕從世宗大王時期傳承而來，是為了朝鮮王室健康所準備的宮廷中藥補品，時至今日依然對幼兒、發育期孩童、青少年與老人等男女老少有益。基於這樣的原因，我藉由九仙王道糕的材料改製成氣血飲，用以強化生新功能。

從除舊生新的概念來看，我盡可能維持原來的成分，保有除舊生新的效果，但考量到一般人的方便性與情況，因此僅選用了市面上容易取得且味道接受度高的四種食材。吃法也跟即食品一樣，只要用水沖泡就能食用。

薏仁 有別於其它穀類，薏仁含有蛋白質、脂肪與碳水化合物這三大營養素，並且富含現代人容易缺乏的維生素B1，從營養學的角度來看，是相當均衡的優質食品。可說是既具有祛濕的除舊效果，同時又兼具提供均衡營養的生新效果的穀物。

大麥 大麥具有強健五臟的效能，能使身體降溫解熱，改善喉嚨與口腔內的乾燥症狀，促進消化與吸收功能。根據醫書《名醫別錄》④所記載，大麥有助於提升精力。

④編按：《名醫別錄》約在魏晉成書，是醫家在《神農本草經》的基礎上補記藥性功用及新增藥物品種，可說是由歷代醫家陸續匯集而成。收藥數目約七百三十種以上，可惜原書早佚。梁朝陶弘景撰注《本草經集注》時，有輯錄原書的三百六十五種藥物，其他佚文亦可見於《證類本草》、《本草綱目》等書。

黑豆 在韓醫裡，黑豆是排毒功效顯著的食品，具有排出體內堆積的老廢物質與毒素等痰濕的功效。富含膳食纖維，所以能帶來飽足感。亦能治療水腫問題，對痰濕症所引起的肥胖問題有益。可用鼠目太豆或青仁黑豆取代。

山藥 富含鉀、鈣與醣類的優良藥材，甚至被譽為「山中的鰻魚」，是滋養補身的食療佳品，對恢復體力及加強疾病抵抗力的效果極佳。具有不錯的抗氧化作用，能有效防止老化。

禁食期間取代正餐食用

氣血飲最好用熱水沖泡，因為食用熱食會促進血液循環，有助於排出毒素與老廢物質。但是用熱水沖泡穀粉的話，穀粉會脹大而變得又濃又稠，不方便飲用。不過正如先前所述，寒性、溫性不是單憑溫度來決定，因此也無須執意用熱水沖泡，用溫水泡來喝也無妨。

禁食期間是以氣血飲取代正餐，但在排濕瘦身計劃過後，如果每天依然有一餐是喝氣血飲取代正餐，將有助於維持排毒效果，也能預防痰濕症。禁食期間若感覺精神不濟時，只要喝一匙梅子汁，就能補充精力。

由於是為了除舊生新而禁食，透過氣血飲所補充的卡路里，一天應不超過六百大卡。氣血飲一份二百大卡，所以一天宜攝取三次。其味道猶如沒有甜味的麵茶粉，接受度高，任誰都能食用，吃完後肚子也會有飽足感。氣血飲的四種食材不分體質，適合每個人，所以沒有特別需要注意的事項。

氣血飲製作方式

材料

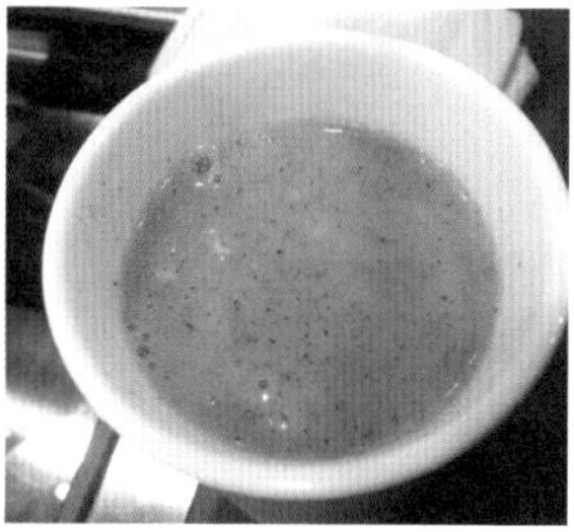

薏仁粉 1 又 1/2 小匙
大麥粉 1 又 1/2 小匙
山藥粉 1 又 1/2 小匙
黑豆粉 1 又 1/2 小匙（青仁黑豆或鼠目太豆）
溫水 300 毫升

* 計量時以量杯為基準；一次份量 200 大卡。
* 可於超市購得氣血飲的材料。

作法

❶ 將所有粉末一起放入大馬克杯中。

❷ 倒入 300 毫升的溫水，攪拌均勻後飲用。

tip

濃度可依喜好調整，若只倒入一杯（200 毫升）的水，會變成有黏稠度的粥。不過，若一次大量製作的話，每次飲用濃度會逐漸變稠，因此建議現吃現做最佳。

少吃會引起痰濕問題的食物

將體內各處又黏又稠且結成一團的痰濕排出體外固然重要，但是也必須盡可能防止痰濕在體內生成，唯有如此，除舊生新的過程才會更有效率。

痰濕是堆積在現代人體內的毒素，而且絕大部分是從外部入侵的。每天吃下甜膩食物、速食快餐、加工食品以及被各種添加物所汙染的食品等，使得我們的身體持續遭受汙染，因此治療痰濕症時，遠離汙染身體的不良食品一段時間相當重要。

不只加工食品，天然食品中也有會大量製造痰濕的食物，請記住這些食物並盡量不吃它們。以下是會對消化器官造成負擔、大量製造體內老廢物質的代表食品，瘦身期間應加以克制其攝取量。

酸性食品

會大量製造痰濕的食品多半是酸性食品。提到酸性食品，我們往往會誤認為是帶有酸味的食品，但是區分酸性食品與鹼性食品的方式不是看食品的ＰＨ值。如果該食品在體內被消化、吸收後，會使血液變成酸性，即為酸性食品；相反地，如果會使血液變成鹼性，即為鹼性食品。

大多數的白飯、麵條、麵包、糕餅等碳水化合物食品與肉類屬於酸性食品，而這類酸性食品會大量製造出老廢物質與代謝物，因此容易引發痰濕症。蔬菜和水果等食物則被認為是對身體有益的代表性鹼性食品。

酸性食品的例子

肉類、肉類加工品、魚類、蛋黃、穀類、白米、麵條、麵包、牡蠣、起司、奶油、碳酸飲料類、漢堡及披薩等速食食品、咖啡和巧克力等加工食品。

鹼性食品的例子

牛奶、豆類、馬鈴薯、地瓜、蔬菜類、海帶等海藻類、水果、番茄、天然醋類、種子及堅果類、泡菜、韓式味噌醬、菇類等等。

咖啡、綠茶、紅茶等咖啡因

許多人知道咖啡因有助於減重，從營養學的角度來看，咖啡因確實能活化新陳代謝。然而，就長遠來看，咖啡因對減重並沒有太大影響。換句話說，光喝幾杯含有咖啡因的飲料並不能解決肥胖問題。

咖啡和綠茶的咖啡因成分會加快血糖分解，進而引發低血糖。一旦血糖下降，人體為了再次提升血糖會開始尋找甜食，減肥就會面臨危機，因此減肥時咖啡因的攝取最好有所節制。此外，喝咖啡因飲品時，同時吃進鮮奶油或砂糖的機率甚高，這也是問題所在。若是熱衷於喝摩卡咖啡或焦糖瑪奇朵這類富含鮮奶油和砂糖的咖啡飲品，只會徒增體脂肪。

酒與香菸

酒精與香菸是導致氣血循環變差、引起痰濕問題的典型嗜好品，為了除舊生新，必須克制才行。除了排濕瘦身法期間，結束後最好也要節制。進行排濕飲食計畫時，因為食物攝取受到限制，一旦酒或香菸這類毒素在空腹狀態下進入體內，對身體更傷。抽菸者不妨將排濕瘦身法期間當作是戒菸的好機會。

鹽巴

平時攝取過多鹽分的話，會因滲透壓作用而出現水腫狀況。一旦體內水分過多，氣血循環就會變差，以致引發痰濕症。此外，除舊生新必須攝取足夠水分，好讓痰濕和水一起排出體外，但是鹽巴會妨礙這項程序，因此除舊生新過程中，不吃鹽巴相當重要。

依症狀更新食譜

效果滿分的十二道氣血茶飲用法

假使身體有不適症狀，可於氣血茶中增添幾種藥材後再煮來喝。此時增添的藥材份量應相當於荷葉、陳皮、山楂的份量。

下半身肥胖

下半身肥胖可分為肌肉發達型、脂肪堆積型、水腫型等。除了肌肉發達型的下半身肥胖外，若是脂肪堆積或水腫所致，可添加當歸。當歸能促進下半身的氣血循環，有助解決下半身肥胖的問題。

過度肥胖

薏仁是治療肥胖問題時最常被使用到的藥材。若有過度肥胖的問題，可將薏仁的份量增為兩倍。

經前症候群／生理痛

假使有嚴重的生理痛與經前症候群，是瘀血所造成的氣血循環不佳所致，可添加當歸與川芎提味。

慢性疲勞

可添加有助於舒緩壓力、恢復元氣、安定身心的玉竹。

過敏疾病

若有眼睛、鼻子或喉嚨等處的過敏疾病，可添加薄荷提味。

皮膚／頭髮乾燥

一旦痰濕堆積，便會出現虛熱（體虛引起發熱）、血液供給不順暢的問題，進而導致皮膚變乾、頭髮乾燥。這時可添加能補充體液、控制虛熱的麥門冬提味，會大有助益。

失眠

難以入睡時可添加具有安定神經、醒腦功效的菊花。若有多夢、淺眠的情況，則可添加紅棗，有助於舒緩睡眠品質的問題。

筋骨疼痛

若因肌肉緊繃或疲勞等因素而導致身體出現痠痛問題，可添加葛根提味，而葛根本身也有祛濕的功效，將會大有助益。

肌膚經常出狀況

添加蒲公英的話，能舒緩肌膚問題。蒲公英含有大量的水飛薊素、膽鹼等成分，具有顯著的消炎排毒功效。

手腳冰冷

可添加生薑。生薑能擴張末梢血管，幫助氣血循環，讓身體變暖和。

便祕

煮氣血茶時可添加牛蒡。牛蒡富含纖維質，能促進腸道蠕動，具有紓解便祕的功效。而牛蒡也富含菊糖，菊糖是腸道益生菌的食物，有助於改善腸道環境。

嚴重水腫

可添加玉米鬚。玉米鬚是韓國、中國、美國、印度等諸多國家所使用的傳統藥材，具有利尿、抑制發炎的功效，對改善小便不順或前列腺疾病特別有幫助。

PART4

排濕飲食計畫，九天重獲新生

基本上，三天減食期與三天恢復期等同於正常飲食，僅需控制用餐量，而三天禁食期也只是禁吃需咀嚼的食物，應該不難，所以請全神貫注九天即可。

333排濕飲食計畫說明

減食期 （1～3 天）	此時期為降低禁食期期間對身體造成的負擔，會逐漸減少用餐量。只要好好度過減食期，便能預防禁食期會出現的暈眩、空腹感、頭痛、失眠、易怒、不安等症狀。
禁食期 （4～6 天）	消化器官休息的時期，也是除舊生新作用最旺盛的期間。
恢復期 （7～9 天）	禁食後要慢慢恢復正常飲食，此時期會逐步增加鹽分攝取量與用餐量。恢復期應要過得比禁食期更謹慎，以防止復胖。

分成三階段安全進行

排濕瘦身法是讓我們從痰濕所導致的肥胖問題，以及其它各種症狀之中解放出來，讓身體回歸健康的治療方式。只要依照書中介紹的內容確實執行，便能消除瘦不下來、令人苦惱的贅肉與體內老廢物質痰濕，恢復正常的新陳代謝功能。

排濕減肥法的特徵是它既簡單又簡短，而且效果顯著不會復胖，除了飲食計畫外並沒有其他必要做的事情，只要謹守最重要的三件事即可。

第一、每天喝一公升的氣血茶。

第二、第四到六天喝氣血飲取代正餐。

第三、每天快走四十鐘。

九天期間順其自然地進行

排濕瘦身法包括三天減食期、三天禁食期、三天恢復期，總共進行九天。為方便記住這些時間，排濕瘦身法也可稱作「333排濕飲食計畫」。

瘦身期間會持續進行除舊生新的過程，但效果最強的時段是第四到六天的禁食期。而之所以會有三天減食期與三天恢復期，是為了要將禁食期的除舊生新作用提高到最大值的緣故。

每當我跟確診為痰濕症的病患說要禁食時，多數人總會問我「什麼都不能吃嗎？」或「跟女生常進行的挨餓減肥法一樣嗎？」。

我敢斬釘截鐵地說，挨餓減肥法和排濕瘦身法截然不同。

排濕瘦身法有減食期與恢復期。**健康的絕食是以慢慢減少用餐量，接著一段時間不吃固體食物，然後再慢慢增加用餐量的方式進行。**

身體有時間適應用餐量，所以不會有為了節省精力而代謝力驟降或儲存脂肪等不良現象出現，並能維持新陳代謝，自然地排出痰濕。

排濕瘦身法期間不隨便挨餓。減食期與恢復期可以正常用餐，只是減少用餐量而已；禁食期則是喝氣血茶與氣血飲。即便是淨空身體的禁食期，也依然可提供身體所需的營養素與基本熱量，因此不會對身體造成太大的負擔，況且還能排出痰濕，可說一石二鳥！

禁食期也可以延長

在沒有專家的協助下，可以在家獨自進行排濕飲食計畫，雖然禁食期是三天，但可依照各自狀態延長禁食期，三天只是能看出祛除痰濕效果的最短期限。

痰濕大量堆積以致需要減去大量體重時，可藉由重複多次實行排濕瘦身法的方式，達到理想的體重。初次實行時只禁食三天，日後再實行時可視身體狀況延長禁食期。

因為有服用氣血茶與氣血飲，所以禁食期最多可延長至十四天。不過，重新進行排濕瘦身法時，要與前次間隔至少兩個月才行。

為期三天的禁食雖然不會對身體造成太大的負擔，但是女性最好避免生理期間禁食。生理期時主要成分會從體內排到體外，所以人體會將它解讀為緊急狀況，並試圖盡量不要排到體外，生理期前身體會水腫就是這個原因。因此，為增強除舊生新的效果，最好避免在生理期進行禁食。

透過快走防止肌肉量減少

為期九天的瘦身期與接下來為期兩週的食療期，每天要快走四十分鐘。

走路本身就能消耗卡路里，但更重要的是，它能活化氣血循環，助除舊生新的過程一臂之力，也有助於紓解禁食所產生的壓力，因此最好每天付諸行動。

有些人會擔心禁食後肌肉量減少，是否會導致復胖，但排濕瘦身法只禁食三天，所以不會對肌肉量造成太大影響。不過，由於食物攝取量比平時少，因此肌肉量可能會在初期減少一些，這是因為沒有提供食物給身體，身體便會分解構成肌肉的蛋白質，將蛋白質當作能源使用的緣故。如果一天能快走四十分鐘，多少可以避免這樣的作用。

如果因攝取的卡路里減少而感到身體疲憊或太過勞累的話，也可以省略快走運動。運動有時反而會變成肉體上與精神上的壓力，進而妨礙除舊生新。不過還不至於發生體力衰竭，以致一天無法走上四十分鐘的情況。

由於瘦身法開始進行後身體會逐漸變得更輕盈，有些人反而會產生想拉長快走時間或進行高強度運動的想法。不過要知道的是，進行排濕瘦身法期間若過度運動，恐怕有害無益。

運動恰到好處才會給身體帶來正面影響，而運動過度則可能導致身體疲勞。一旦運動變成勞動，就會在體內堆積老廢物質乳酸，進而感到疲憊。乳酸同樣也是被納入痰濕範疇內的毒素，因此請務必留意。

同時去除痰濕和贅肉，輕鬆又簡單

基本上，三天減食期與三天恢復期等同於正常飲食，僅需控制用餐量並不困難，而三天禁食期可透過氣血茶與氣血飲供給養分與熱量，因此也不會太艱辛，是任誰都能完成的瘦身計畫，所以不用感到負擔太大。

袪除痰濕只花九天，可能無法一次就達到最終的理想體重，但只要像這樣實踐一次，便會覺得身體變輕盈了，原本阻塞的體內通道被打通後，自然會變得朝氣蓬勃且活力充沛。

肥胖程度嚴重的人，堆積的痰濕也就越多，因此單憑進行一次排濕瘦身法並無法清除所有的痰濕。如果想繼續減肥，只要重複進行幾次即可。但要注意遵循的是，每次實行排濕瘦身法都必須要至少間隔二個月。清除數次痰濕後，身體將會徹底找回正常功能，進而逐漸達到理想體重。

就數量來說，一年未打掃與十年未打掃所堆積的垃圾有極大差異。我們必須接受長期處於肥胖狀態或是體重越重，打掃的時間也就需要越長的事實，並且要慢慢打掃自己的身體，不要嫌累。

排濕瘦身法飲食計畫

第一階段	1~3 天 減食期 （逐漸減少正餐量）	第 1 天：2/3 碗白飯+蔬菜、海藻類配菜 第 2 天：1/2 碗白飯+蔬菜、海藻類配菜 第 3 天：1/3 碗白飯+蔬菜、海藻類配菜 ・氣血茶 1 公升 ・低鹽飲食 ・不碰酒精、香菸、咖啡因 ・快走 40 分鐘
第二階段	4~6 天 禁食期 （不吃正餐）	・氣血飲 600 大卡 ・氣血茶 1 公升 ・不碰酒精、香菸、咖啡因 ・快走 40 分鐘
第三階段	7~9 天 恢復期 （逐漸增加正餐量）	第 7 天：清粥 1200 大卡(無鹽飲食) 第 8 天：1/3 碗白飯+蔬菜、海藻類配菜 第 9 天：2/3 碗白飯+蔬菜、海藻類配菜 ・氣血茶 1 公升 ・低鹽飲食（第 7 天吃無鹽飲食） ・不碰酒精、香菸、咖啡因 ・快走 40 分鐘
第四階段	10~24 天 食療期 （控制正餐量）	・維持先前用餐量的 60～80% ・氣血茶 1 公升 ・低鹽飲食 ・快走 40 分鐘

用餐量減少後，身體會展開除舊作用

如果突然開始禁食，身體會餓得非常厲害而難以撐過瘦身期，甚至會因體力驟降而影響日常生活。為了避免如此，禁食前有為期三天的減食期，逐漸減少用餐量，給身體適應的時間。

第一天將三餐減為平常用餐量的三分之二，第二天減為三分之一，第三天則減為三分之一。當用餐量開始逐漸減少後，消化器官可以休息的時間就會增加，進而使身體慢慢展開除舊作用。

透過氣血茶促進除舊作用

減食期首先要清除堆積在體內的痰濕，將它排出體外。為了幫助此作用運作，每天要喝一公升的氣血茶。氣血茶是為了喚起除舊作用而製成的茶，以祛除痰濕效果顯著的薏仁為主要食材，再添加荷葉、陳皮、山楂所製成（氣血茶煮法請參考第八十一頁）。

攝取足夠水分

水分攝取量建議是一天二公升。除了氣血茶外，也要喝五百毫升到一公升的白開水，氣血茶和白開水相加，等於每天會攝取二公升左右的水分。

有痰濕症的人常會水腫，所以不愛喝水，但水腫也沒改善。如同打掃時需要水一樣，在排出痰濕等各種代謝作用中，水的角色很重要。請攝取足夠水分來喚起除舊作用。痰濕排出就能改善氣血循環，水分代謝變好，水腫自然消失。

減少用餐量是指白飯

減少用餐量指的是減少平常吃的白飯份量。一天三餐的飯量第一天減為三分之二，第二天減為二分之一，第三天則減為三分之一。配菜的份量可以維持不變，不過種類有所限制。瘦身期間一概禁止吃酸性食品，因此不能吃肉類或加工食品所製成的配菜。

為期三天的減食期應吃飯配蔬菜、海藻類、魚、海產等鹼性配菜。蔬菜和海藻類配菜的熱量不高，所以可以不用太在意份量。不過，建議魚和海產配菜維持在平常份量的一半就好。鹽巴也要少吃，禁止吃湯類料理。

若能改吃雜糧飯更好。雜糧飯營養價值優於白飯，富含纖維質也較有飽足感。排濕瘦身法結束後的食療時期也可換成雜糧飯。但這只是建議，習慣吃白飯的人不用非改不可。

多吃蔬菜與海藻類

蔬菜與海藻類調味不要太鹹的話，可以多吃一些，份量不受限制。

蔬菜與海藻類是富含抗氧化成份的代表性鹼性食物。除舊作用開始後，跟脂肪結成一團的老廢物質與毒素會溶解而出，體內會產生大量的氧自由基，進而出現發炎反應。為了緩和排毒過程中所產生的氧自由基與發炎反應，需要多吃富含抗氧化營養素的鹼性食品。

果斷戒掉有害的嗜好食品

綜觀曾進行過排濕瘦身法的病患，會發現減食期最不容易的就是戒掉零食與加工食品，減少用餐量反倒不是難事。

排濕瘦身法的目標是清除體內毒素與老廢物質，因此務必戰勝麵包、餅乾、飲料或巧克力等加工食品的誘惑。若是不攔截從外部入侵的毒素，體內再怎麼打掃也沒用。

當然也不能碰酒精、香菸或咖啡因。起初會覺得很困難，不過一旦發現身體逐漸輕盈了起來、皮膚也變好後，一切將化為動力，要堅持下去就不成問題。只要腦海中持續進行「體內越來越乾淨」的意象訓練，忍耐將不如想像中艱辛。

痰濕太多可能會出現瞑眩反應

通常能安然度過第一天，第二天起可能會感到有些疲憊，不過不至於造成生活上的不便。第三天起可能會出現輕微的口臭、乾嘔、噁心想吐、腹瀉、皮膚起疹子、頭痛或有體臭等反應，我們將這樣的現象稱為瞑眩反應。

在韓醫裡，瞑眩反應被視為身體正在排出毒素與老廢物質的證據。因為毒素與老廢物質被釋放到體外，所以才會散發出令人作嘔的體臭或噁心想吐的感覺。痰濕越多亦即毒素越多，這種瞑眩反應也就越明顯。

瞑眩反應只會在第三到四天時短暫出現一陣子。你也許會感到不太方便，但請接受身體正在大量排出痰濕的正面訊息，待排出一定程度的痰濕後，瞑眩反應就會消失無蹤，身體也會更加輕盈。

嚴重的瞑眩反應雖然相當罕見，但若是對日常生活造成困擾，請不要忽視，建議尋求專家的協助，並謹慎評估是否要繼續減肥。

第一階段

減食期減肥守則

- ☐ 第一天飯量減為 2/3，第二天減為 1/2，第三天減為 1/3。
- ☐ 不吃酸性食品。
- ☐ 蔬菜和海藻類配菜照吃不誤。
- ☐ 吃得比平常清淡。
- ☐ 湯類料理只挑料吃。
- ☐ 戒掉酒精、香菸、咖啡因。
- ☐ 每天喝 1 公升（5 杯）氣血茶。
- ☐ 每天喝 500 毫升到 1 公升的白開水，也可換成玉米鬚茶、大麥茶、玉竹茶。
- ☐ 每天快走 40 分鐘。
- ☐ 盡量讓身體保持溫暖。

喝氣血茶和白開水的方法

1.肚子餓前喝一些。

2.溫水比冷水好。

3.用餐前 30 分鐘、用餐後 30 分鐘內不要喝。

4.氣血茶和白開水一天共喝約 2 公升即可。

5.避免妨礙睡眠，睡前 2 小時不喝水。

6.不要一次喝太多，而是酌量分次喝。

忌諱食品

肉類、肉類加工品、麵條、麵包、起司、奶油、漢堡披薩等速食快餐，咖啡、巧克力、飲料等加工食品。

藉由禁食強化除舊生新的作用

為提供基本營養和維持新陳代謝，禁食期會用水沖泡以四種穀物製成的氣血飲服用（氣血飲作法請參考第八十八頁），藉以取代食物攝取的限制，也會繼續喝能促進除舊作用的氣血茶。除此之外，能進入胃裡的只有白開水。有別於一般減肥的斷食，氣血飲與氣血茶能提供基本的營養，所以不用擔心會餓過頭或對身體造成負擔。

禁食期是除舊生新的核心，也是限制食物攝取讓消化器官充分休息的時期。能量原本多消耗在消化及吸收食物上，此時則用來祛除痰濕及活絡新陳代謝。因此透過禁食期能強化除舊生新的作用，可說是排毒作用最旺盛，能排出最多痰濕的時期。

除舊與生新作用是同時發生

因為除舊和生新作用不是分開發生的，所以無法畫清界線，體內會一直重複排出老舊物質與填入全新物質的過程。減食期和禁食期初期會引起強烈的除舊作用，禁食期中期過後則會發生強烈的生新作用。此後直到食療期，生新作用會進行得更如火如荼。

痰濕是人體代謝過程中所產生的老廢物質，因此只要活著，新的痰濕就會一直被製造出來。痰濕量在合理範圍內，且能順利排泄出去才是健康的。製造痰濕，排出痰濕，繼續製造痰濕，再排出痰濕，此過程反覆進行的同時，生新作用也更有效率地運作著。

禁食期期間會發生活躍的除舊與生新程序，因此許多人會感受到各種徵兆。只要出現以下症狀，就代表除舊生新過程有順利進行。

・感覺身體輕盈了起來。
・疲憊感比平常少。
・經常聽到別人說你氣色變好。
・覺得肌膚變乾淨了。
・睡眠品質變佳。
・身體發炎的問題消失了。
・比較不會打鼾了。

一天吃三次氣血飲取代飯食

氣血茶能促進氣血循環，強化排出老廢物質的除舊作用；氣血飲能減輕疲勞、恢復新陳代謝，進入禁食期後就能強化生新過程。

禁食期禁吃要咀嚼的食物，只能喝氣血茶、氣血飲和白開水度過這三天。可透過氣血飲補充大腦活動所需的基本熱量，一天六百大卡左右，分成三次攝取。

氣血茶幾乎沒有熱量，因此禁食期間能轉換為能源的只有氣血飲。就熱量而論，氣血飲屬於極低熱量飲食法，大家普遍以為光吃它會非常飢餓或無精打采，但是實際吃過後發現，不但很有飽足感，而且也不會覺得累。

從韓醫的觀點來看，氣血茶或氣血飲的熱量雖少，但組成成分具有補充活力的作用，所以即使攝取的熱量不多，也不至於體力不濟、無精打采。

由於一天才攝取約六百大卡的熱量，所以有人認為這是一種極低熱量飲食法，其實不然。極低熱量飲食法會對身體造成負擔，基礎代謝量也會下降，更無法防止復胖，但是排濕瘦身法作用在體內的過程本來就有所不同，因此就算攝取低熱量也不成問題。

從減食期開始就逐漸減少用餐量，因此不會對身體造成負擔，之後再藉由恢復期慢慢增加用餐量，所以也能防止復胖。排濕瘦身法跟極低熱量飲食法是壓根不同的健康減肥法。

一天嚼六顆以內的木醣醇口香糖

斷食或靠流質食物減肥時，最辛苦的就是無法滿足想要咀嚼的慾望，病患也抱怨不能咀嚼食物比吃不飽或飢餓更難受。若是無法好好安撫想要咀嚼食物的慾望，很有可能會中途就放棄計畫。這時，口香糖就能派上用場。

口香糖具有抑制嚼食慾望的效果，同時也能解決因排出毒素而發出的口臭或口腔不適感等問題。此外，咀嚼動作對於大腦運作與維持腦血流循環也相當重要，因此就諸多層面來說，嚼食口香糖是有益的。最重要的是，它多多少少能消除禁食所造成的壓力。

不過，一般的口香糖糖分含量高，因此要選擇木醣醇口香糖。木醣醇帶有程度等同於砂糖的甜度，卻不太會對身體造成負面影響，是糖尿病患者也可以食用的天然甜味劑。可是這並不代表木醣醇口香糖完全沒有熱量，因此一天應控制在六顆以內。

第二階段

禁食期減肥守則

- ☐ 一概限制正餐。
- ☐ 一天吃三次氣血飲。
- ☐ 每天喝 1 公升（5 杯）氣血茶。
- ☐ 每天喝 500 毫升到 1 公升的白開水。
- ☐ 一天嚼 6 顆以內的木醣醇口香糖。
- ☐ 戒掉酒精、香菸、咖啡因。
- ☐ 每天快走 40 分鐘。

喝氣血茶和白開水的方法

1.肚子餓前喝一些。

2.溫水比冷水好。

3.用餐前 30 分鐘、用餐後 30 分鐘內不要喝。

4.氣血茶和白開水一天共喝約 2 公升即可。

5.避免妨礙睡眠，睡前 2 小時不喝水。

6.不要一次喝太多，而是酌量分次喝。

吃氣血飲的方法

1.一天吃三次，取代正餐。

2.一天維持在 600 大卡以內。

3.如果覺得還很餓，可再多吃一些。

4.不要用太冷的水沖泡。

注意鹽巴的攝取，慢慢恢復正常飲食

為期三天的禁食期結束了，剩下的三天要慢慢恢復正常飲食。若說排濕瘦身法成敗與否的關鍵在於恢復期，一點也不為過。如果恢復期沒有執行好，至今所進行的除舊生新過程全都功虧一簣。

身體歷經減食期與禁食期的同時，也進行了一番時間短暫卻強而有力的排毒過程。現在只要好好度過恢復期，便能再次重生，擁有能有效運用能量、減少製造殘留物的「健康身體」。

恢復期最重要的是攝取優質食物，只要透過優質食物提供優質營養素，生新作用便能持續在體內進行。除舊過的身體現在要正式進入「生新」程序了。

瘦身結果會受恢復期影響

不是丟完垃圾就代表房間打掃好了。既然房間裡的陳舊垃圾都丟完了，從現在起，應該將全新家具與用品安置在合適的位置，把房間佈置得美輪美奐。身體也是如此。如果已經藉由減食期和禁食期導出正向變化，現在就要將這種變化發揚光大，並且好好維持它。

所以從現在起，我們的關鍵在於該如何讓剛有起色的身體更健康，以及該如何長期維持逐漸好轉的身體。恢復期就是如此重要，因此既然已經安然度過六天了，接下來也要全心全意使出全力，好好度過剩下的最後三天。

從吃清粥開始，恢復以前用餐量的六十~八十%

進入恢復期後，會重新恢復正餐，但不是第一餐就恢復以前的飲食型態，而是要一點一點慢慢增加用餐量，減少對消化器官造成的負擔。

禁食結束後的第一天只吃清粥，將一千二百大卡分成三次食用，是禁食期所攝取熱量六百大卡的兩倍。此過程不但不會對此時處於敏感且沒有活力的體內器官造成負擔，也能逐漸提升體內能量。尤其消化器官尚處於無力且敏感的狀態，所以食物別調味，不加鹽直接吃就好。

第二天開始吃正餐，可吃白飯與易消化的配菜，並且盡可能細嚼慢嚥。增加用餐量的原則跟減食期相同，第八天吃先前所吃飯量的三分之一，與配菜一起吃；第九天的飯量是三分之二，並與配菜一起吃。配菜的種類也跟減食期相同，主要以鹼性食材為主，盡量別吃酸性食品。

恢復期用餐不能吃到有飽足感。禁食過後食量會變小，所以就算吃得比以前少，也容易有飽足感，但是這時若以「只吃了一些，再吃點也無妨」的方式吃東西就不好了。因為禁食期剛結束，這種吃法會對消化器官造成負擔。

減肥結束後，恢復的用餐量通常應為進行排濕瘦身法之前用餐量的六十～八十%，而且不會因為吃得比以前少就感到肚子餓或體力不濟，所以不用擔心。由於要持續產生除舊作用，因此恢復期也要繼續喝氣血茶與白開水。

留意鹹度才能防止復胖

大家往往認為恢復期只要將減食期的菜單倒過來進行即可，既然減食期每天減少三分之一的用餐量，那恢復期時是否只要每天增加三分之一的用餐量即可。沒錯，確實要慢慢增加用餐量，但是有一點不同，那就是鹽巴的攝取量。

減食期沒有嚴格限制鹽巴攝取量，只要求不喝湯，吃得比平常清淡一些，但是恢復期的鹽巴攝取量卻相當重要。

第一天務必吃無鹽飲食，第二天和第三天則吃低鹽飲食，接下來的適應期也要繼續維持低鹽飲食。更準確地說，恢復期應視為將低鹽飲食習慣化的時期。禁食過後吃正餐的話，多半會覺得食物很鹹，但只要依當下的口味進行調味，就能變成低鹽飲食。還請自行多加留意，不要又回歸到過去的飲食習慣。

禁食後如果馬上吃鹹食的話，無論是誰身體都會水腫，沒有例外，尤其是平常就容易水腫的體質以及體質偏寒的女性，身體會水腫得更厲害。水腫是體重增加的主要因素，只要注意鹽巴的攝取，就能避免水腫，順利維持瘦下來的體重。

避免會讓除舊生新化為泡影的飲食生活

禁食後一旦攝取含有鹽分的食物，身體就會水腫，所以要盡可能降低或減少鹽巴的攝取，因此恢復期最好盡量在家用餐或自己帶便當。

在外用餐的話，吃低鹽飲食幾乎是不可能的事。若真的無法自己帶便當，至少有一餐要用氣血飲代替。就算再怎樣不方便，也請務必留意這三天。

澱粉食物、油膩食物、纖維質多的食物不好消化，所以不適合恢復期食用。減食期吃魚也無妨，但礙於魚的鹽分含量高，因此恢復期最好避免吃魚。此外，恢

李京姬院長的減肥TIP 3

恢復期要特別當心水腫！

水腫會使身體狀況變差，隨後馬上會引起體重增加及復胖的問題，因此恢復期務必多加留意鹹食的攝取，同時也要持續做好水腫問題的管理。

若想預防水腫，建議提早吃晚餐，並於活動二到三小時以上後再就寢。此外，起床後簡單做些伸展操或健走等有氧運動，將有助於血液循環，並能有效預防水腫。偶爾去三溫暖之類的地方流流汗，也有助於排出堆積在體內的水分。不過，身體過度排汗會累壞，因此不建議經常這麼做。

排濕瘦身法結束後，可隨時飲用添加玉米鬚的氣血茶（參考第九十八頁），並且盡可能遠離泡麵、麵食或湯類料理等含有大量鹽分的食物。

復期不要吃肉類，等到排濕瘦身法結束後的食療期開始，再一點一點增加肉類的攝取量。

開始吃飯後，隨著身體展開正常的代謝作用，食慾也會突然旺盛起來。一旦開始吃固體食物，就算嚼木醣醇口香糖來排解咀嚼的慾望，也依然會產生食慾，但千萬不能因為這樣就肆無忌憚吃起以前吃的零食、澱粉類、肉類或速食等容易產生痰濕的食物。

清粥的煮法

材料

白米 2/3 杯（115 公克）
水 400 毫升
* 1 次的份量 400 大卡

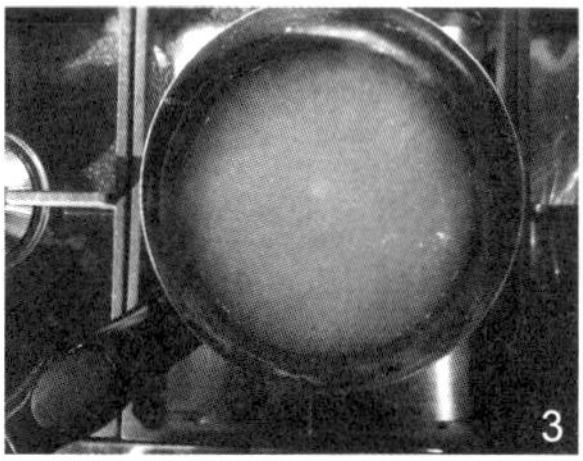
3

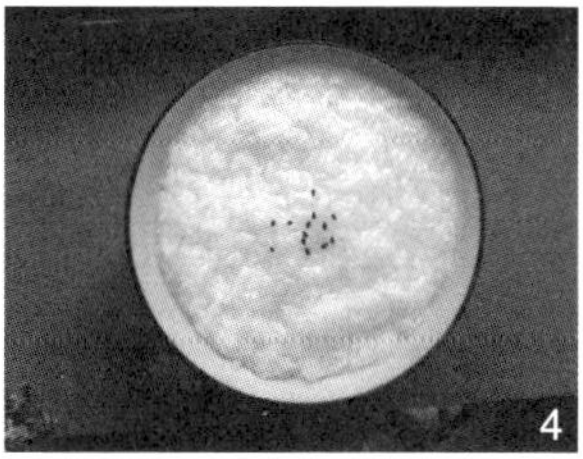
4

作法

❶ 洗米後浸泡 30 分鐘。

❷ 用調理機把泡脹的米粒打成 1/3 大小。

❸ 熱鍋，放入米粒炒至變透明。

❹ 倒入 1/4 杯的水後繼續炒，待水分蒸發後再加水繼續炒，此步驟重複三次。

❻ 倒入剩下的水量，用大火煮滾，然後轉小火慢熬。途中要仔細攪拌，別讓米糊掉。

❻ 煮好後盛入容器中即可。也可以熬好一天的份量冷藏保存，之後再加熱來吃。

第三階段

恢復期減肥守則

- □ 禁食結束後的第七天吃無鹽清粥。
- □ 第八天起吃低鹽正餐。
- □ 慢慢增加用餐量，但是不超過之前用餐量的 60～80%。
- □ 每天喝 1 公升（5 杯）氣血茶。
- □ 每天喝 500 毫升到 1 公升的白開水。
- □ 不碰酒精、香菸、咖啡因。
- □ 每天快走 40 分鐘。

喝氣血茶和白開水的方法

1.肚子餓前喝一些。

2.溫水比冷水好。

3.用餐前 30 分鐘、用餐後 30 分鐘內不要喝。

4.氣血茶和白開水一天共喝約 2 公升即可。

5.避免礙睡眠，睡前兩小時不喝水。

6.不要一次喝太多，而是酌量分次喝。

忌諱食品

肉類、肉類加工品、麵條、麵包、起司、奶油、漢堡披薩等速食，咖啡、巧克力、飲料等加工食品。

這時該怎麼辦？

排濕瘦身法的解惑Q＆A

Q：受體質因素影響，就算只有一天我也無法挨餓，這樣的話，是不是不能進行排濕瘦身法？

藉由在耳朵特定部位扎針治病的耳針法，有助控制食慾或空腹感，但是體驗過排濕瘦身法的人說，禁食期遠比原先擔心的要容易許多。因為排濕瘦身法跟挨餓減肥法是截然不同的，只要好好遵守規定的飲食清單與原則，就能身體力行，一點也不困難，所以大可不必過分擔心。別再猶豫了，先做再說吧！

Q：禁食期若因不可抗拒因素吃了一餐，是不是中斷比較好？若想繼續進行下去，該怎麼彌補才好？

由於排濕飲食計畫不單純只是減少正餐、餓肚子甩掉贅肉的減肥方式，因此禁食期如果進食的話，將難以充分發揮除舊生新的過程。除舊生新起作用的整個過程十分重要，一旦中途進食，此過程就不能順利進行了。假如只是吃了一點不該吃的食品，還可以忽略它，但如果是吃了一餐正餐或吃了五花肉燒烤配酒或飲料的話，就得從頭開始。

所以，在連續九天都能全神貫注的時期進行排濕瘦身法相當重要。禁食期應挑選沒有飯局或聚會等行程的時期，若發生不可抗拒因素，原則上還是中斷計畫比較好。

Q：排濕瘦身法不但用餐量少，而且又有禁食期，所以我擔心便祕問題是否會更嚴重，真的不要緊嗎？

過度攝取糖分和脂肪，以及攝取太少膳食纖維才是導致便祕的最大肇因。排濕瘦身法的減食期與恢復期會限制糖分與脂肪的攝取，並增加膳食纖維的攝取，因此反而能改善便祕。假使瘦身期間便祕了，單純只是因為用餐量減少，絕不是因為均衡的減肥飲食所導致，又或者可能是錯誤的減肥方式所造成的後果。

若有好好遵循排濕瘦身法的計畫，是不會便祕的。因為堆積在小腸與大腸的老廢物質排出去了，器官便能自行補充能量，所以本來會便祕的人在禁食過後，便祕的問題反而解決了。禁食後當新的食物進入體內，變得健康的腸道將能更順利的處理，所以也就沒有便祕的問題，請不用擔心。

Q：我平常會吃保健品，瘦身期間可以繼續吃嗎？

進行排濕瘦身法期間，為減輕消化器官的負擔，建議最好暫停服用保健品。

Q：聽說乳酸菌對排泄作用有幫助，如果進行瘦身計畫期間服用乳酸菌製劑，是否能更順利地排出痰濕呢？

乳酸菌有助於增強免疫力、排出老廢物質、改善新陳代謝和強化排毒過程。

實際上，在醫院做的排濕瘦身計畫也會開乳酸菌的處方，因此計畫進行期間攝取乳酸菌並不要緊，反而更有幫助。但是不建議攝取從乳製品中得來的乳酸菌，因為進行排濕瘦身法期間禁止攝取動物性蛋白質，所以購買市售的乳酸菌製劑來吃就綽綽有餘。

Q：患有高血壓、糖尿病或脂肪肝等慢性疾病的人也可以進行嗎？

患有不受控制的高血壓或糖尿病的情況下，進行此計畫多少有些勉強，因此務必求助於專業醫療機關後再進行才安全。

若是可用藥物控制的一般高血壓、糖尿病、脂肪肝患者，進行此瘦身計畫則不構成問題，而且排濕瘦身法結束後，以上疾病通常都會好轉。

Q：生理期可以瘦身嗎？會不會對身體造成負擔？

生理期間不是不能進行排濕瘦身法，而是因為這段期間代謝變差，排出痰濕的作用會不太順暢，所以難以發揮最大效果。生理期過後新陳代謝逐漸活躍，是進行排濕瘦身法的最佳時期，這時進行的話，將能強化除舊生新的作用。

Q：聽說進行挨餓減肥法的話，肌肉量會減少，進而導致復胖，那排濕瘦身法三天不吃飯不要緊嗎？

排濕瘦身法期間，肌肉量可能會暫時減少。站在身體的立場來看，體脂肪猶如為最終狀況所準備的緊急糧食，所以一旦用餐量減少，就會留下體脂肪，並從肌肉開始分解，藉以當作能量使用。因此，如果進行極低熱量減肥法，基本上一開始都會發生肌肉流失的問題。

排濕瘦身法期間之所以要每天快走四十分鐘，就是為了預防肌肉流失。透過這樣運動，多少可以預防肌肉流失。就算有部分肌肉流失，量也微乎其微，只要瘦身後回歸正常生活，肌肉量就會再次恢復了。

Q：進行排濕瘦身法時，同時做重訓或皮拉提斯等運動的話，能減輕更多體重嗎？

進行排濕瘦身法期間，運動的原則是「不累」。如果平時就有規律運動的習慣，在不勉強的範圍內，可以一如往常地運動。

不過，如果平常沒有運動，減肥期間刻意開始運動反而會帶來反效果。開始運動的目的若是為了減重，建議排濕瘦身法結束後再安排。袪除痰濕後代謝會變得更順暢，因此能獲得更大的運動效果。

Q：瘦身期間感冒的話怎麼辦？吃感冒藥也能繼續進行下去嗎？

如果感冒症狀嚴重到需要吃藥，就得中止計畫，但如果程度輕微，且不吃藥並不會影響正常生活起居的話，計畫可以繼續進行，不成問題。

Q：有可能碰上必須中止瘦身計畫的情況嗎？出現何種症狀時必須中止呢？

如果平時就健康狀態不佳且痰濕大量堆積，禁食期間的瞑眩反應可能會漸趨明顯，至於會不會影響正常生活起居則因人而異。

基本上，排濕瘦身法必須在日常生活不成問題的條件下進行，因此輕微的瞑眩反應並不要緊，但是禁食期過後如果持續出現瞑眩反應或情況惡化的話，最好中止計畫，並尋求專家的協助。

Q：有沒有什麼事能跟排濕瘦身法同時進行，並且對除舊生新有幫助？

半身浴或睡眠充足對除舊生新作用有幫助。一天快走四十分鐘和攝取足夠水分也都是為了促進除舊生新的作用。

不過，並不建議計畫進行期間過度運動。排出毒素與老廢物質的排毒期間應好好控制能量的消耗，這樣身體的能量才能集中用在排毒上。有鑑於此，半身浴最好簡單泡個十到十五分鐘左右，若覺得疲憊的話，什麼都不要做最好。

Q：過度肥胖想甩掉二十公斤以上，該怎麼做好呢？

排濕瘦身法中，延長禁食期可提高減重效果。一般來說，絕食期可延長至十天到兩週，禁食十天的話，可減輕自己體重的六到八%左右。

不過，別一開始就延長禁食期，每次進行排濕瘦身法至少要間隔兩個月以上，並且慢慢拉長禁食期。食療期請好好維持減輕的體重，間隔一段時間後，再重新進行瘦身計畫，慢慢減重。

Q：橘皮組織是老廢物質和脂肪纏在一起的惡性脂肪，聽說沒辦法藉由運動或按摩消除。用排濕瘦身法可以消除這種橘皮組織嗎？

橘皮組織可視作痰濕所引起的產物，但是礙於橘皮組織已對組織帶來結構上的變化，因此就算治療痰濕症也無法消除，需要使用藥針或特殊針灸等能破壞橘皮結締組織的療程。

不過，可藉由排濕瘦身法預防新的橘皮組織生成。同時進行局部治療與排濕瘦身法的話，將有助於消除橘皮組織。

PART 5

排濕瘦身後，身體如羽毛般輕盈

排濕瘦身法不是單純為了減重的減肥法，而是為了讓身心更年輕健康的治療過程。只要清除凝結在體內的痰濕，細胞就會變得更健康，皮膚也會變得更晶瑩剔透。

同時祛除痰濕和劗除贅肉

只要確實執行排濕瘦身計畫，九天後便可減輕自己體重的五到六%左右。不過，相較於減輕體重，排濕瘦身法更能讓人感受到身體的莫大變化。

「出生以來頭一次覺得身體如此輕盈。」這是患者完成計畫後最常說的話。由於體重變輕了，會更想積極地進行食療期與繼續運動下去。經過一段時間，身體會逐漸好轉起來，生活模式也會導向正途，這些可說是排濕瘦身法的另一種效果。不過，書中介紹的排濕瘦身法，跟我在醫院對病患進行的計畫多少有些差異。但是進行書中所介紹的瘦身法後，大部分也能感受到完成醫院減肥計畫者所感受的變化。

身體變輕盈了、臉色更加明亮、肚子縮進去了、食量變小了、疲憊感變少、

40多歲女性，減重20kg

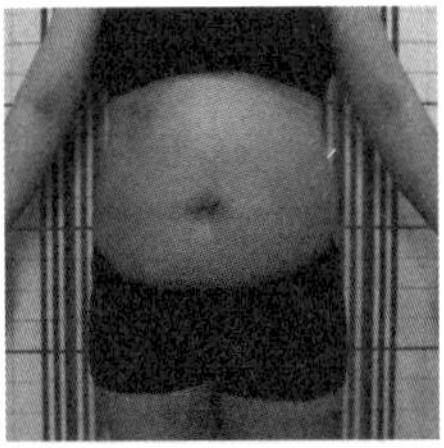
前

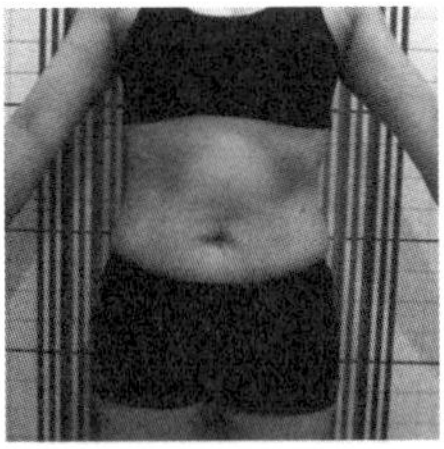
後

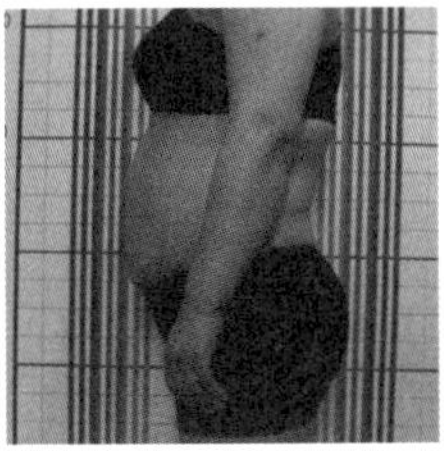
前

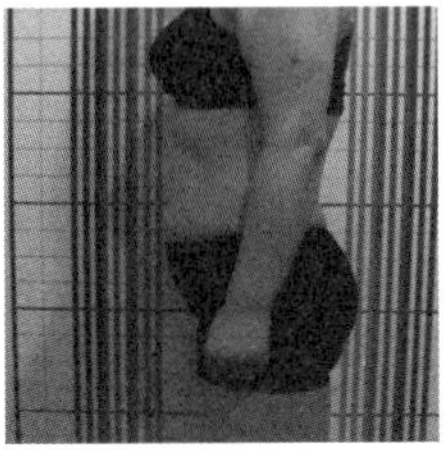
後

50多歲女性，減重8kg

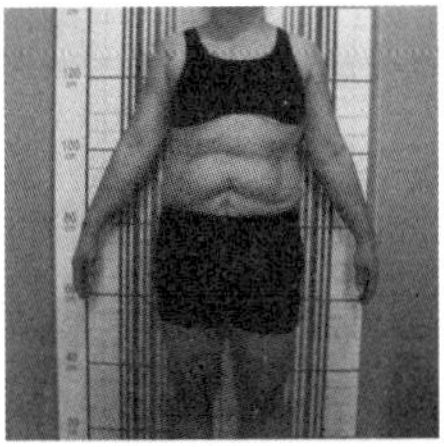
前

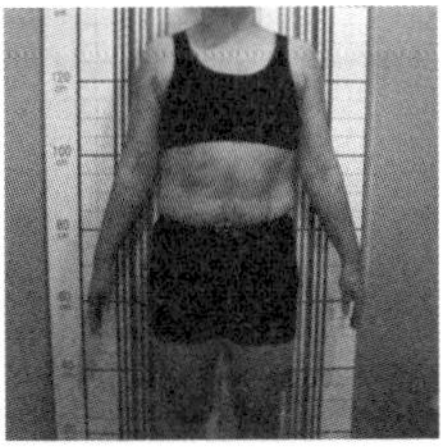
後

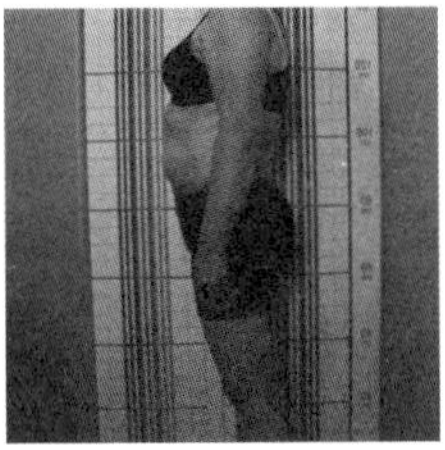
前

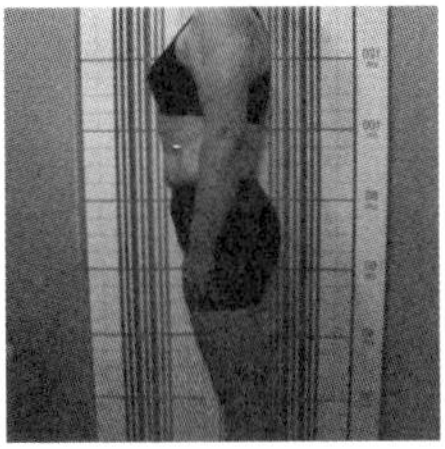
後

同時進行排濕瘦身計畫與漢方治療後成功減重的案例

睡得更安穩、血壓穩定、不會頭痛了、專注力變好、活力充沛、眼睛不易疲勞、四肢變暖和、沒有生理痛了、生理週期變穩定、水腫消了、腋下贅肉變少、戒指變大了、痘痘變少了、皮膚變得晶瑩剔透、不易打鼾、血糖控制更順暢、檢測紅血球沉降速率的發炎指標改善了、慢性肌肉痛消失了……以上都是做完排濕瘦身法的病患，異口同聲所說的效果與感受。

恢復健康身體、亮麗肌膚

電腦當機或出問題時，只要按下「Reset」鍵，就能重新開機。不管遇到怎樣的問題，只要按一下那顆按鍵，就能直接重新開機。而排濕瘦身法發揮的作用，就是重新設定我們故障的身體。

一旦體內循環停滯，就算有能量也無法確實運用在所需之處。只要淨化被痰濕堵塞的身體，能量就能確切運用在需要的地方，因此生活起來既不易疲勞又能活力充沛。所以排濕瘦身法結束後，不僅會變瘦，亦能一併改善許多小毛病和慢性疾病。

此外，即使偶爾吃太多，體重也不會像以前一樣馬上增加。由於循環作用暢通無阻，消化及排泄功能也十分順暢，因此不會堆積不必要的體脂肪。恢復正常飲食後，就算亂吃東西一兩次也不會馬上變胖，這是因為痰濕已經率先被清除的緣故。身體變得更健康了，所以不會因為區區一兩頓飯就出問題。總歸一句話，就是各位變健康了！

氣色變好，皮膚有光澤

排濕瘦身法不是單純減重的減肥法，而是為了讓身心更年輕健康的治療過程。只要清除凝結在體內各處的痰濕，細胞就會變得更健康，皮膚也會變得更晶瑩剔透。計畫結束後或進行途中，女性感受到最大的不同，莫過於肌膚的變化。

女性痰濕症患者中，即使不是換季期，依然有許多人皮膚乾燥粗糙且氣色不佳。氣色不佳通常是因為過於疲勞或肝臟等器官功能欠佳，就算原因並非如此，氣色也會黯淡無光。但是計畫結束後，幾乎都會異口同聲提到肌膚的變化。

「好像氣色變好了，不，應該說變得更透亮了。」

「本來各種面膜和水凝霜都沒什麼用，但是現在皮膚簡直超級水嫩。」

「痘痘問題始終是我的煩惱，但是全都消下去了。」

這算是一種排毒效果。不良毒素與老廢物質排出去的同時，體內也跟著淨化。日後若好好維持飲食療法與生活習慣的話，就能繼續保有現在的肌膚狀態。

解決局部肥胖問題，重新找回身材曲線

「本來以為再也拿賴著不走的贅肉沒輒了，但是居然真的瘦下來了。」

「原本苦惱著要不要丟掉的褲子竟然合身了，怎麼可能！」

排濕瘦身法告終後，人們最嘖嘖稱奇的是，整體體重雖然沒有大幅減輕，但是局部肥胖的問題卻解決了。

造訪書店會發現有許多介紹靠運動甩掉特定部位贅肉的書籍，事實上靠運動並無法剷除特定部位的贅肉。身體會藉由整體脂肪代謝來分解體脂肪，因此不是拚命做特定部位運動就能甩掉該部位的體脂肪。不過靠排濕瘦身法就能辦到。

循環改善後，瘦不下來的贅肉也甩掉了

老年贅肉、腹部肥胖、下半身肥胖的問題不在於體型，而在於痰濕。人們發胖之所以會胖在特定部位，是因為該部位循環停滯的緣故。換句話說，該部位就是痰濕堆積的部位，只要祛除痰濕，自然就能甩掉堆在特定部位的異常贅肉了。

即使減輕的體重不多，也能找回整體身材曲線的平衡。這是因為排濕瘦身法會全力清除容易堆積在循環停滯部位的老廢物質所造就的成果。只要好好照著做，沒有瘦不下來的贅肉。

透過瘦身計畫排出痰濕，體內器官就會重返年輕。代謝與循環功能改善後，身體就不會發胖。

至少還要繃緊神經兩週以上

體內變化依然在進行當中，所以千萬別誤以為一切都結束了，各位現在只不過完成一次大掃除罷了。打掃完後採買鮮花來插，連寢具也汰舊換新，然後坐在香氣縈繞的房間裡。可是因為沒有養成隨時收拾整理的習慣，所以過沒幾天，錯誤的習慣又會將房間弄得一團亂。

房間會再度變亂，還是繼續維持乾淨的狀態，完全取決於各位。

請牢牢記住透過排濕瘦身法淨化體內、重新充滿新細胞的當下狀態，然後盡可能長期維持下去！為此建議至少謹守瘦身期間身體所熟悉的習慣與原則兩週以上，這樣方能減緩痰濕再次堆積的速度，長期維持乾淨又輕盈的身體，這麼做也才不會復胖。

變得更瘦還是再度發胖取決自己

結束為期九天的排濕瘦身計畫後，會減輕自己體重的五到六%。如果排出痰濕的排毒過程進行順暢的話，可能會瘦得更多。若想甩掉更多體重，只要重複進行此計畫幾次，且逐漸延長禁食期即可。肌肉量足夠的話，也有可能藉由將近十天的禁食期減輕自己體重的十%。

計畫告終且恢復正常飲食後，消化道會再次充滿食物或糞便，體重會因而上升一公斤左右。不過別因為這樣就感到挫折！這只是禁食過後人體的自然反應，因此無關減肥失敗或復胖。

計畫完成後，如果能維持良好的飲食習慣兩週以上，就能維持減輕後的體重，除舊生新過程也會隨著良好習慣繼續順利進行，因此體重還會再減輕一些。

善用氣血茶和氣血飲

計畫結束後吃正餐會明顯感受到食量變小，而且味覺也變了，變得較習慣吃低鹽食物。為期九天的飲食限制所改變的味覺，不會導致暴飲暴食或吃太多，也不會想吃又鹹又帶有刺激性的食物，所以自然而然能維持健康的飲食生活。

長期維持改變的味覺十分重要。請將至少為期兩週的食療期，當作身體在磨合改變過後的生活習慣與胃口，並且多加留意。一旦開始常吃刺激性食物，日後就會變回以前的味覺，覺得要夠鹹、夠甜、夠辣才會好吃。

應關注自己當下正在吃的食物

回歸日常生活後，減肥早已被忽略，不是趕時間隨便吃一吃，就是隨心所欲亂吃一通。當下吃的食物造就出現在的我，所以關心自己當下正在吃的食物，才能遠離痰濕。

不論減肥與否，最好能持續飲用氣血茶，藉由氣血茶順利排出體內不斷形成的痰濕。一日水分攝取量的兩公升中，一半喝氣血茶最恰當。吃飯有妥善控制的話，不必非得喝氣血飲，但是如果必須吃外食或沒辦法正常用餐，建議最好一天有一餐用氣血飲代替。

排濕瘦身法結束後，攝取的熱量最好維持在以前食量的六十到八十%，一天有一餐用氣血飲代替也是控制攝取熱量的方法。

繼續吃低鹽飲食

前面已經再三強調過鹽分與痰濕的關聯性。瘦身計畫結束後，一旦開始吃正餐，鹽巴攝取量往往會在不知不覺間逐漸增加。千萬要謹記，低鹽飲食是要維持一輩子的健康習慣。

在家下廚時，只放以前鹽巴用量的一半，還要注意的是，國人每日平均鹽巴攝取量約為十三公克，其中多半是藉由湯或火鍋等湯汁攝取而來。根據韓國食品醫藥品安全處所做的調查，鹽巴含量高的食物中，前四名皆為湯類料理。

低鹽飲食意指每天攝取的鹽巴在五公克以內，若以湯類食物中所含的鹽巴份量來看，已經超過七到八公克了。要吃湯類料理的話，不喝湯只挑料來吃，便能減少鹽巴攝取量。假如要吃火鍋或湯品等湯類料理，請務必用筷子吃！

此時最適宜嘗試新運動

為了增加現代人不足的運動量，就算不是為了減重也要運動。所以最好每天持續快走四十分鐘以上。透過運動促進氣血循環、強化心肺功能、激活新陳代謝，就能持續維持除舊生新的作用。

瘦身期間為使身體專注在排毒作用，會避免激烈運動，但是除舊生新進行到某種程度後，如果能進行高強度的運動，不僅效果會增大，亦能預防痰濕症。

排出痰濕後身體會明顯感受到輕盈了不少，通常會產生想要運動的欲望。如果平時就有想嘗試的運動，不論是重訓、皮拉提斯或慢跑，那就開始吧！

李京姬院長的減肥TIP 4

鹽巴含量高的食物排名

以WHO 與韓國營養學會的每日建議攝取量來說，鹽巴是 5 公克，鈉則是 2000 毫克。我們平時常吃的食物當中，鹽巴與鈉含量高的食物排名如下（以一人份為基準）：

第一名　炒碼麵
第二名　中式烏龍麵
第三名　醬油醃螃蟹
第四名　蘿蔔葉冷麵
第五名　泡菜烏龍麵

*出處：（韓國）食品醫藥品安全處・外食營養成分資料庫

遠離肥胖與痰濕症的七個生活習慣

每次面談肥胖患者時總有一點令我訝異。患者通常減肥過許多次，所以應該十分清楚該怎麼吃才會瘦，只是沒辦法付出行動去實踐。然而出乎我預料的是，病患總是問我一樣的問題：「醫生，我為什麼會這樣？為什麼瘦不下來？」

大部分的病患竟然都未能察覺自己的飲食習慣有問題，不但一天三餐不好好用餐，且愛吃又甜、又辣、又鹹的食物，總是吃到肚子又飽又脹，事後再來餓肚子說要減肥。他們似乎不知道這樣的飲食生活跟自己的體重息息相關。

那該怎麼吃呢？

一天三餐按時吃有飯有菜的餐點。吃太快的話會吃太多，所以應安排二十分鐘以上的用餐時間慢慢吃。盡量遠離會製造毒素的加工食品、速食、各種飲料等食品，維持不會堆積痰濕的生活習慣即可。

體內每天會生成數千個癌細胞，但我們之所以能健健康康地安然度過，是因為免疫細胞早在癌細胞生長前便已將其清除。肥胖問題與痰濕亦然。只要用餐時謹守基本原則，並且好好維持對身體有益的生活習慣，就不會堆積痰濕、衍生出肥胖問題或傷身。

以下的七個生活習慣有助於讓各位遠離肥胖問題與痰濕。

一、將低鹽飲食當作終身的飲食習慣

鹽分是引起痰濕症的重要因素之一。為了預防痰濕症，平常維持低鹽飲食的習慣相當重要。

在家下廚時可控制鹽巴用量，要養成維持低鹽飲食的習慣並不難，只要將鹽巴用量減為平時用量的一半即可。盡量不要吃泡菜或調味過的海苔等又鹹又辣的配菜、火鍋和湯類，改吃清淡可大量食用的海帶、燙高麗菜、清淡的蔬菜、乾煎豆腐、魚等配菜。用餐量若想維持在六十到八十%，飯就要少吃一點、配菜就要多吃一些，因此沒辦法吃太鹹。

如果經常吃外食，鹽分攝取量會增多，最好的辦法是在家吃飯、少吃外食。學生或上班族免不了要吃外食的情況下，為了低鹽飲食著想，避免吃湯類料理，可以的話請選擇可調味的食物，最理想的就是拌飯，不但能控制飯量，又能吃到一堆蔬菜，連辣椒醬的用量都能調整。

二、從椅子上站起來

排濕瘦身法進行期間多多少少矯正了吃太多的飲食習慣，現在則要積極讓身體動起來！日後也要繼續進行瘦身期間所執行的四十分鐘快走運動。

如果沒有額外的運動時間，只要提高活動量即可。距離近的地方以步行取代搭地鐵或搭公車；走樓梯取代搭電梯；自己開車的話，停車盡量停遠一點，然後走路過去。增加站著不坐下的時間，運動效果指日可待。

然而，運動過度可能會導致疲勞。最好一週運動五天，休息兩天。不過，僅有會產生疲勞物質以致需要休息的激烈運動，才適用於此原則。步行一小時左右即不需要額外的休息日。

比起一週去登山一次，一次四到五小時，每天均衡運動對於控制體重更有效。一下子「激烈」運動的話，可能會產生補償心理，進而萌生「既然運動了，吃這麼多也無妨」的心態。這也是登山道下方之所以會有許多小吃攤的原因。讓運動變成日常生活中的習慣吧！

三、時常保持身體的溫暖

患有虛冷症的話，氣血循環會變差，因此更容易產生痰濕且不易排出去。出現虛冷症一段時間又情況嚴重的話，需要積極接受治療，但如果只是輕微的虛冷症，可使用半身浴或足浴等溫熱療法，或是飲用生薑茶、人蔘茶、桂皮茶、艾草茶等能讓身體溫暖起來的漢方茶，這樣多少會有幫助。碳酸飲料、咖啡、綠茶等飲品會讓身體變冷，進而引起痰濕問題，因此最好盡量少喝。

冬季要注意保暖，夏季則要遠離冷氣。一旦身體變冷，體內便會充滿寒氣，氣血循環就會變差。夏天吹冷氣或喝冰涼飲料過得太涼爽的話，冬天便容易出現虛冷症。身體是大自然的一部分，夏天在炎熱環境下鍛鍊一番，冬天才經得起寒冷環境。**請謹記，越常暴露在不自然的環境，身體的正常生理功能越容易衰退。**

四、睡眠就是補藥！睡眠要充足

由於排濕瘦身法進行期間排毒作用旺盛，因此會覺得又睏又疲憊，睡意自然就會襲來。睡眠本身就是身體產生除舊生新的過程，同時也是廢除老舊骯髒的細胞、製造新細胞的過程，這段時間可補充白天消耗的體力。

假使此過程未能順利發生，體內就會堆積大量的痰濕，對抗疾病的抵抗力也會跟著下降，難以維持健康。因此，為維持瘦身結束後依然可以順利產生除舊生新作用的健康體態，最好建立規律的睡眠模式。

現代科學也證明了睡眠的重要性。科學證實一天未睡滿七小時以上的話，會對身體造成壓力、增加食慾荷爾蒙，也會使分解脂肪的荷爾蒙分泌減少。睡眠就是補藥這句話可不是空穴來風。儘管睡眠時間因人而異，但是最好能確保有七個小時左右。

為了睡眠著想，盡量十一點以前就寢，睡前兩小時不吃任何東西才不會妨礙睡眠。在床上滑手機或看電視有礙睡眠，檯燈的燈光也會妨礙睡眠，這些是眾所皆知的事，因此務必多加留意。

五、壓力管理就是痰濕管理

提到壓力，往往只會讓人聯想到情緒方面的事，然而肉體疲勞、錯誤心態、疾病、睡眠障礙等問題也會對我們的身體帶來壓力。用適當的方式妥善處理每個問題才能預防痰濕症。

不論是運動、學樂器，還是登山，消除壓力的方法因人而異，因此務必找出適合自己的方法。

熱茶能促進氣血循環，具有疏通堵塞氣脈的功效，尤其是陳皮茶，對於疏通因壓力而堵塞的氣血特別有效。陳皮具有疏通氣血、促進消化的效果，也具有分解脂肪與利尿的功效，所以對身體容易水腫的痰濕症患者也相當有幫助。

六、每天喝兩公升的水

我們身體的七十到七十五％由水分所構成，如果水分攝取不足，體內循環就會變差，進而妨礙老廢物質的排出，最後甚至可能演變成痰濕症。秉持著每天用乾淨的水替換體內的水分，一天喝兩公升左右的水吧！

不過，咖啡因或碳酸飲料可能會導致脫水，因此喝白開水最好。如果不喜歡喝白開水，也可以喝玉竹茶、大麥茶或玉米鬚茶等。

如同前面所述，一日水分攝取量的一半用氣血茶代替是最佳辦法。

七、一天曬太陽二十分鐘

陽氣不足的話，痰濕容易滯留。在韓醫學裡，陽光是陽氣的來源，因此為了補充不足的陽氣，一天至少在戶外曬太陽二十分鐘以上。這樣的習慣不僅是為了預防痰濕症，同時也是為了健康的人生。

現代人多半待在室內活動，所以容易缺乏維生素D。缺乏維生素D會導致憂鬱、疲勞、骨骼衰弱等問題，因此平時就應該將曬太陽這件事變成生活的一部分。為了合成維生素D，一天曬太陽二十分鐘左右是相當良好的習慣。穿透過玻璃或衣服的光線無法合成維生素D，所以曬太陽時應直接露出沒有擦防曬乳的手臂或腿。

瘦身是逐漸改變生活方式的過程

肥胖患者初次來到看診室時，我會拿問卷給病患，藉由幾點就寢、喜歡什麼食物、走多少路、做什麼運動、睡眠品質好壞、是否服用藥物、生理週期怎麼樣、是否有生理痛等問題，詳細確認病患的健康狀態與生活方式。因為肥胖就是這些因素共同作用下所產生的問題。換句話說，為了解決肥胖問題，必須將所有的生活方式導向對其有益的方向。一旦某個環節出了差錯，生活就會逐漸開始扭曲，最後一切終將毀掉。

如果太晚就寢，自然就會想吃宵夜。一旦吃了宵夜，消化器官就得徹夜工作，無法好好休息，進而妨礙人體夜間必須進行的恢復作用。於是，即使睡覺也無法消除疲勞，到了白天就會形成壓力，最後難敵甜食的誘惑。

假使這樣的生活一再上演，痰濕便會逐漸堆積，進而導致發胖、頭昏腦脹、生理痛惡化，最後罹患睡覺也無法消除疲勞的痰濕症。瘦身不是為了減重而進行的過程，是為了逐步改變整體生活方式而進行的。不用一次改變一切。只要改變一項，其它事項就會開始按照順序慢慢導向正途。而排濕瘦身法就是它的起點。

排濕瘦身法是改變的轉捩點

單純認為瘦身就是改變飲食是成功不了的，不管再怎麼減肥，馬上又會胖回來。瘦身是改變整體生活方式的過程，一切都要改變，不是只改變食物的種類，而是要改變對食物的觀念。我們的身體等同於我們所吃的食物，不健康的飲食方式會造就不健康的身體。為使身體維持健康狀態，必須充分攝取好的營養素。

排濕瘦身法不單單只是九天之內就能做完的計畫，它是解開纏在一起的線團某一端的過程。即使感覺不到整體體重的大幅變動，但是藉由此過程卻能將朝著錯誤方向前進的身體導向健康的那一方。

只要解決痰濕問題，循環便能獲得改善，身體也會輕盈不少，而且變得更想運動、更想吃優質食物。這樣的想法若能影響生活，生活的方式也會開始改變。

每季袪除堆積的痰濕一次

老廢物質是代謝過程中必然會產生的物質，因此堆積痰濕是早晚的事，建議最好一年重複三到四次排濕瘦身法，有規律地清掉堆積的痰濕。如此一來，就會逐漸變成不會發胖的體質。

要經常清除痰濕也無妨。如果要甩掉的體重很多，可重複進行排濕瘦身法，並且逐漸延長禁食期。藉由這樣的方法持續清除痰濕的話，將能得到更大的減重成效。可以間隔二到三個月後再進行排濕瘦身法，不過成效會因個人健康狀態而有所差異。

最好的做法是透過排濕瘦身法改變終身的飲食習慣，然而不是每個人都能這麼做，有時難免會碰上工作上的應酬，或是沒時間好好吃飯只好吃即食品或速食的情況。這時，如果能透過排濕瘦身法進行體內大掃除，將會大有幫助。簡單來說，假如沒時間每天打掃，那至少一季大掃除一次，如此一來，便能避免身體被搞壞。也許迫切需要排濕瘦身計畫的人就是這種置身在無可奈何情況下的人。

如果不希望減肥就此結束

每當見到肥胖治療結束後達到理想體重與健康體態的病患，我最後都會告訴他們：「減肥要持續一輩子。」然後大部分的病患就會這麼說：「太痛苦了，怎麼可能減肥一輩子。」這是因為他們認為減肥就是「不能吃愛吃的食物」或「要忍住不吃愛吃的食物」的緣故。

然而，減肥也就是Diet，它的本意是「飲食」。不吃不代表減肥，「飲食這回事」才是減肥的真諦。那要怎麼吃？「好好地」吃就是減肥。如果未改正飲食習慣或生活習慣，減肥只好就此畫下句點。我們必須將減肥當作身體適應良好飲食習慣與生活習慣的過程，而非為取得體重理想數字所進行的活動。

減肥一輩子這句話不是要你隱忍一輩子。只要熟悉這些習慣，接下來就能忘記減肥這個字安然度日，因為減肥早已成為生活的一部分。當生活本身即能鞏固身體健康時，就算發生臨時聚餐或旅行途中吃太多的狀況，依然能自行控制與改善，不會打亂生活的步調。

體質改善了，就能維持健康的最佳狀態，也是終身不會發胖的唯一減肥法。

京姬院長的減肥TIP 5

排濕瘦身法可提高運動成效

「以前一星期可以瘦二到三公斤，但是現在連一公斤都瘦不下來。」「已經每天走路一小時一個月了，才瘦一公斤，而且吃一次宵夜馬上又會胖回來。」

拚命減肥卻不見成效的話，將難以繼續下去。原因不在於減肥無效，而是因為未能瞭解太慢奏效的身體狀態。曾經再三減肥的人，或是上了年紀長出贅肉以致體重增加的人，往往有大量痰濕堆積，因此即使努力減肥也會很慢才奏效。

患有痰濕症即使吃得少且拚命運動，也不會馬上出現跟其他人一樣的效果，這是因為身體完全冷卻的緣故。排濕瘦身法能提升身體的代謝功能。若有頑固的慢性肥胖問題，進行排濕瘦身法後正式展開運動的話，在極短的時間內便能親眼見證減肥成效，而這也將成為繼續運動下去的動力。

解決痰濕問題後，展開新人生的案例

「減了十三公斤，疲憊感、水腫、肌肉痛全都消失了！」

未婚時又瘦又苗條，可是生完兩胎當起家庭主婦後，隨著年歲增長，體重也逐漸增加。中年後的某一天突然望著自己，才驚覺我一點自己的人生都沒有，僅存的只有體重，讓我感到十分委屈。

後來跟朋友一起經營小餐館，但明明沒有太操勞，我卻覺得好疲憊，於是全身開始水腫且逐漸胖了起來。之前二〇〇〇年時我曾在某大醫院耗費一段時間瘦下約十公斤，可是現在比之前更胖了，直覺告訴我這不太對勁，於是下定決心要減肥，之後看到電視播出痰濕症的節目，說痰濕症會先出現水腫問題，而我每個症狀都有，最後只好前往醫院找尋答案。

我之所以會出現肥胖、嚴重疲勞、水腫、關節痛與肌肉痛等問題，確實是因為痰濕症所致，這些都是自己沒察覺到的過度疲勞、不規律的飲食習慣和運動不足所造成的。

我先接受飲食指導，讓氣血循環變好，並且提高新陳代謝。

矯正飲食習慣且慢慢減少用餐量的同時，我也進行韓藥與針灸治療，因而減了五公斤，接著才正式進入禁食期。其實我非常擔心「我有辦法禁食嗎？」，因為正在經營店鋪的關係，有許多體力勞動的工作，所以我很擔心不吃東西是否撐得住。不過，我相信院長所說的「不會那麼辛苦」，於是先試再說，後來真的沒想像中艱辛，而且肚子也不會餓，也不太會感到無精打采，或許這就是我之所以如此迫切需要減肥的原因。

禁食期三天過後，折磨我超過十年的肌肉痛消失了，連疲憊感也減輕了不少。頭一次輕輕鬆鬆在清晨起床，且我甚至有神清氣爽的感覺。我跟院長說因為沒有東西可以咀嚼，所以牙齒感覺鬆鬆的，於是院長請我嚼食木醣醇口香糖。開始吃口香糖後，我第一次將禁食期延長至兩星期，而院長說禁食期過後的管理也十分重要，所以我繼續接受諮詢，同時也服用改善體質的韓藥。

結果我從七十公斤瘦到五十七公斤，身體真的十分輕盈，彷彿要飛起來一樣。完成一件事的成就感與更加健康的感受令我十分幸福且心滿意足，我似乎不曾送過自己比這更棒的禮物。

（金英順／四十九歲，自營業）

「腹部贅肉一下子就消下去了，連皮膚和毛髮健康也變好了！」

邁入四十歲後打算投保人壽保險，可是健康檢查診斷出肝功能異常，因此必須進行複檢，恐怕無法在良好條件下投保。我在銀行從事貸款人員的工作，難免有許多應酬，所以才會造成肝的負擔。

可是不知從何時開始，醒酒要花好一段時間，早上起床也變得好累人。腹部贅肉開始慢慢增多，肚子也脹脹的，甚至出現噁心作嘔的症狀。內科診斷結果是輕微的胃炎，雖然有服藥卻不見好轉。不僅早上臉會水腫，晚上腿也會腫脹，這樣的日子持續了好久。我感到不太對勁，於是在百忙之中，重新做了肝臟檢查。這次肝功能數值增高至兩倍以上，超音波診斷結果為脂肪肝，那時血壓不時也會飆高。

我心想也許是體力變差，那不如吃個補藥好了，遂前往醫院就診，沒想到竟被診斷出是「痰濕症」，據說是我的生活習慣與飲食習慣出問題所造成的疾病。雖然我生平第一次聽到這樣的病名，但是在韓醫學裡早已有此病症。最後礙於病情嚴重，只好拿醫生開的韓藥處方，並同時進行排濕瘦身計畫。

院長說，像我這樣的四十多歲男性很容易出現痰濕問題，這多半屬於慢性疲勞症候群，且通常飽受飲酒所苦。

此外，既是最容易解決痰濕問題的病患，卻也是最令人頭疼的病患。確實進行排濕瘦身法的話，症狀改善的速度會比女性快，脂肪代謝也會十分順利。可是礙於正值人生最繁忙的時期，而我也無法辭掉工作，原本想說靠韓藥勉強應付一下，但是在院長強力勸說下，我決定挑戰瘦身計畫看看。

首先，工作方面只出席非去不可的應酬，並且將飲酒量減為一半。養成規律的生活作息，然後盡力實踐計畫中所介紹的規則與方法。一星期後，不但消化不良與頻繁腹瀉的症狀獲得改善，連水腫問題和疲憊感也大幅減輕，而且好久沒有早上不靠鬧鐘自己起床了。改善最明顯的不外乎是皮膚、毛髮健康與腹部贅肉，現在繫皮帶時可以繫緊一點了！

身體瘦下來後，酒反而喝得比較少。後來檢查時，幸好肝指數恢復到正常範圍內。為了減重和消除脂肪肝，我現在依然在執行瘦身計畫。

如果你跟我一樣礙於工作性質而難以騰出很長的時間，可以縮短計畫進行的時間，接著兩個月後再重複一次，這樣進行或許會好一點。以我來說，第二次瘦得比第一次多，其它症狀確實也改善了。別一味擔心禁食，先試再說吧！

（朴明植／四十六歲，銀行員）

「令我深感自卑的下半身肥胖問題解決了，實在太開心了！」

即使上了大學，高三考生時期所暴增的體重也依然纏著我不放，可能是長期坐著讀書的關係，腹部和大腿有許多體脂肪，那些贅肉不管我再怎麼減肥也甩不掉。餓也餓過，也曾經到附近健身房慢跑一小時，可是都無濟於事。總是羨慕穿著漂亮衣服赴約的同齡朋友們，這使我過得十分鬱悶。

媽媽心疼我，於是在她的建議下，我決定到住家附近的韓醫院進行為期六個月的肥胖治療，可是卻只瘦了兩公斤。而我連哪裡變瘦了都看不出來，這讓我感到非常不滿。

當時朋友碰巧跟我分享排濕瘦身法，儘管我沒聽說過，但因為朋友見證過它的成效，我馬上就決定嘗試看看。朋友的體重雖然沒有大幅下降，不過感覺得出來確實有變瘦。

「受發育期特性影響，年輕女孩多半會有脂肪集中在下半身的情形，如果水分代謝不佳又嚴重水腫，就會變成典型的下半身肥胖體質。」

聽完院長的一席話，我總算明白身體平時容易水腫的原因。她說：「組織內的血液循環不佳，進而導致纖維化，所以才會產生橘皮組織。」這也讓我明白令我感到自卑的橘皮組織之所以會形成的原因。

排濕瘦身法「既實在又短暫」，我愛死了！會讓人心生排斥的禁食期也還說得過去。氣血飲比想像中美味，也很有飽足感，只是不能吃我愛吃的麵包有些痛苦罷了。

計畫後期水腫問題改善了，我居然穿得下原本不能穿的褲子，使得消失無蹤的青春熱情突然湧現了出來。我瘦了四點五公斤，脂肪和水腫問題也解決了，整個人明顯小了一號。我也同時進行處理橘皮組織的藥針與特殊針灸手術，後來曲線開始慢慢出來了。比起體重計上的刻度，穿上衣服後的窈窕體態反而更令我歡欣。現在只要覺得自己有變胖，我一定會想到排濕瘦身法。

（李藝娜／二十歲，學生）

「困擾我許久的諸多病情有起色了。」

真令人羞愧，我其實胖了好一陣子，又有高血壓、糖尿病、膝關節炎、甲狀腺功能低下症和牛皮癬等毛病，所以號稱是「綜合醫院」。自從停掉之前服用的甲狀腺功能低下症藥物後，我就開始發胖了。

不僅消化不良，身體也十分虛弱，遂決定前往醫院就診。拿到痰濕症問卷後我嚇了一跳，因為許多部分跟我自己平常所感受到的症狀如出一轍。期間我跑遍內分泌科、骨科、神經外科、內科等各家醫院的診療科，可是徒增的只有要吃的藥物，症狀完全沒有改善，令我相當懊惱。現在終於找到答案了。

做完身體組成分析檢查後，才發現十九公斤的體脂肪對膝關節與身體各個角落帶來負面影響。此外，脾胃功能衰弱更是引起痰濕症的原因，所以醫生先替我治療脾胃，再開能提升基礎代謝率的韓藥處方箋給我。

基礎治療加上瘦身計畫的執行，一個月下來我瘦了四公斤。在停滯期來臨之際，我正式展開排濕瘦身計畫，禁食期長達十天。後來不但消化器官舒緩許多，連身體也輕盈不少，整體狀態都有好轉。

最令人訝異的是，完全不抱任何期待的牛皮癬竟然改善了。起初非常癢且起疹子的狀況更加惡化，但是聽院長的話冰敷然後不抓它，熬過兩天後，濕疹處開始逐漸變硬、變乾淨了。

本來兩隻腳都有手掌大的牛皮癬疤痕，以致我不敢穿裙子，沒想到連疤痕的顏色都變淡，而且明顯減少許多。發現有效後，我開始預留時間重複進行排濕瘦身計畫，於是五個月下來總共減了十五公斤。

祛除痰濕後，我認為最大的成果不外乎是減重，但牛皮癬等身體不適的症狀也都改善了。以我來說，受膝關節炎影響而無法自在運動，又患有甲狀腺功能低下症，所以身體狀況不太理想，但萬萬沒想到能有這樣的成果，連我自己都覺得非常欣慰，醫院也說有這樣的成果相當了不起。現在我會定期執行排濕瘦身計畫，我要好好維持已熟悉的良好習慣，活得更健康。

（崔美慈／五十八歲，主婦）

排濕瘦身法

九天實踐記錄表

排濕瘦身計畫

第一階段	1~3 天 減食期 （逐漸減少正餐量）	第 1 天：2/3 碗白飯+蔬菜、海藻類配菜 第 2 天：1/2 碗白飯+蔬菜、海藻類配菜 第 3 天：1/3 碗白飯+蔬菜、海藻類配菜 ・氣血茶 1 公升 ・低鹽飲食 ・不碰酒精、香菸、咖啡因 ・快走 40 分鐘
第二階段	4~6 天 禁食期 （不吃正餐）	・氣血飲 600 大卡 ・氣血茶 1 公升 ・不碰酒精、香菸、咖啡因 ・快走 40 分鐘
第三階段	7~9 天 恢復期 （逐漸增加正餐量）	第7天：清粥 1200 大卡(無鹽飲食) 第8天：1/3 碗白飯+蔬菜、海藻類配菜 第9天：2/3 碗白飯+蔬菜、海藻類配菜 ・氣血茶 1 公升 ・低鹽飲食（第 7 天吃無鹽飲食） ・不碰酒精、香菸、咖啡因 ・快走 40 分鐘
第四階段	10~24 天 食療期 （控制正餐量）	・維持先前用餐量的 60~80% ・氣血茶 1 公升 ・低鹽飲食 ・快走 40 分鐘

1~3 天減食期

*減食期守則請參考第 116 頁

核對事項	1日	2日	3日
早上起床後喝氣血茶和水			
上午快走 20 分鐘或爬樓梯 10～15 分鐘			
吃早餐			
喝氣血茶和水			
吃午餐			
喝氣血茶和水			
下午快走 20 分鐘或爬樓梯 10～15 分鐘			
喝氣血茶和水			
吃晚餐			
喝氣血茶和水			
就寢（至少 7 小時以上）			

4~6 天禁食期

*禁食期守則請參考第124頁

核對事項	4日	5日	6日
早上起床後喝氣血茶和水			
上午快走 20 分鐘或爬樓梯 10～15 分鐘			
喝氣血飲			
喝氣血茶和水			
喝氣血飲			
喝氣血茶和水			
下午快走 20 分鐘或爬樓梯 10～15 分鐘			
喝氣血茶和水			
喝氣血飲			
喝氣血茶和水			
嚼木醣醇口香糖（一天 6 顆以下）			
就寢（至少 7 小時以上）			

7~9 天恢復期

*恢復期守則請參考第134頁

核對事項	7日	8日	9日
早上起床後喝氣血茶和水			
上午快走 20 分鐘或爬樓梯 10～15 分鐘			
吃早餐			
喝氣血茶和水			
吃午餐			
喝氣血茶和水			
下午快走 20 分鐘或爬樓梯 10～15 分鐘			
喝氣血茶和水			
吃晚餐			
喝氣血茶和水			
就寢（至少 7 小時以上）			

10~24 天食療期

*食療期守則請參考第157頁

核對事項	10日	11日	12日	13日
早上起床後喝氣血茶和水				
上午快走20分鐘或爬樓梯10～15分鐘				
吃早餐				
喝氣血茶和水				
吃午餐				
喝氣血茶和水				
下午快走20分鐘或爬樓梯10～15分鐘				
喝氣血茶和水				
吃晚餐				
喝氣血茶和水				
就寢（至少7小時以上）				

14日	15日	16日	17日	18日	19日	20日	21日	22日	23日	24日

排濕瘦身法

九天實踐記錄表

（第2次）

1~3 天減食期

*減食期守則請參考第 116 頁

核對事項	1日	2日	3日
早上起床後喝氣血茶和水			
上午快走20分鐘或爬樓梯10～15分鐘			
吃早餐			
喝氣血茶和水			
吃午餐			
喝氣血茶和水			
下午快走20分鐘或爬樓梯10～15分鐘			
喝氣血茶和水			
吃晚餐			
喝氣血茶和水			
就寢（至少7小時以上）			

4~6 天禁食期

*禁食期守則請參考第124頁

核對事項	4日	5日	6日
早上起床後喝氣血茶和水			
上午快走20分鐘或爬樓梯10～15分鐘			
喝氣血飲			
喝氣血茶和水			
喝氣血飲			
喝氣血茶和水			
下午快走20分鐘或爬樓梯10～15分鐘			
喝氣血茶和水			
喝氣血飲			
喝氣血茶和水			
嚼木醣醇口香糖（一天6顆以下）			
就寢（至少7小時以上）			

7~9 天恢復期

*恢復期守則請參考第134頁

核對事項	7日	8日	9日
早上起床後喝氣血茶和水			
上午快走 20 分鐘或爬樓梯 10～15 分鐘			
吃早餐			
喝氣血茶和水			
吃午餐			
喝氣血茶和水			
下午快走 20 分鐘或爬樓梯 10～15 分鐘			
喝氣血茶和水			
吃晚餐			
喝氣血茶和水			
就寢（至少 7 小時以上）			

10~24 天食療期

*食療期守則請參考第157頁

核對事項	10日	11日	12日	13日
早上起床後喝氣血茶和水				
上午快走20分鐘或爬樓梯10～15分鐘				
吃早餐				
喝氣血茶和水				
吃午餐				
喝氣血茶和水				
下午快走20分鐘或爬樓梯10～15分鐘				
喝氣血茶和水				
吃晚餐				
喝氣血茶和水				
就寢（至少7小時以上）				

10~24 天食療期

*食療期守則請參考第157頁

核對事項	14日	15日	16日	17日
早上起床後喝氣血茶和水				
上午快走20分鐘或爬樓梯10～15分鐘				
吃早餐				
喝氣血茶和水				
吃午餐				
喝氣血茶和水				
下午快走20分鐘或爬樓梯10～15分鐘				
喝氣血茶和水				
吃晚餐				
喝氣血茶和水				
就寢（至少7小時以上）				

18日	19日	20日	21日	22日	23日	24日

memo

memo

HealthTree
健康樹 健康樹系列090

排濕瘦身法

9天排除體內痰濕與毒素，肥胖、浮腫、疲勞、慢性病一次解決

합담을 없애야 살이 빠진다

作　　者　李京姬
譯　　者　林育帆
總 編 輯　何玉美
主　　編　張志華
封面設計　張天薪
內文排版　菩薩蠻電腦科技有限公司

出版發行　采實出版集團
行銷企劃　黃文慧・陳詩婷・陳苑如
業務發行　林詩富・張世明・何學文・吳淑華・林坤蓉
印　　務　曾玉霞
會計行政　王雅蕙・李韶婉
法律顧問　第一國際法律事務所　余淑杏律師
電子信箱　acme@acmebook.com.tw
采實官網　http://www.acmebook.com.tw/
采實粉絲團　http://www.facebook.com/acmebook

I S B N　978-986-94767-3-7
定　　價　300元
初版一刷　2017年7月
劃撥帳號　50148859
劃撥戶名　采實文化事業有限公司
　　　　　10479台北市中山區建國北路二段92號9樓
　　　　　電話：(02)2518-5198
　　　　　傳真：(02)2518-2098

國家圖書館出版品預行編目資料

排濕瘦身法 / 李京姬作；林育帆譯.
--初版.-- 臺北市:采實文化，民106.07
　面；　公分. -- (健康樹系列；90)
譯自:합담을 없애야 살이 빠진다
ISBN：978-986-94767-3-7（平裝）
1.減重 2.中醫

411.94　　　　106007134

采實出版集團
ACME PUBLISHING GROUP

廣告回信
台北郵局登記證
台北廣字第03720號
免貼郵票

采實文化 ACME PUBLISHING 采實文化事業股份有限公司

10479台北市中山區建國北路二段92號9樓
采實文化讀者服務部　收
讀者服務專線：(02) 2518-5198

韓國當紅9天瘦身飲食計畫

排濕瘦身法

습담을 없애야 살이 빠진다

李京姬——著　林育帆——譯

Health tree
HealthTree 健康樹 **系列**專用回函

系列：健康樹系列090
書名：排濕瘦身法

讀者資料（本資料只供出版社內部建檔及寄送必要書訊使用）：

1. 姓名：
2. 性別：□男　□女
3. 出生年月日：民國　　年　　月　　日（年齡：　　歲）
4. 教育程度：□大學以上　□大學　□專科　□高中（職）　□國中　□國小以下（含國小）
5. 聯絡地址：
6. 聯絡電話：
7. 電子郵件信箱：
8. 是否願意收到出版物相關資料：□願意　□不願意

購書資訊：

1. 您在哪裡購買本書？□金石堂（含金石堂網路書店）　□誠品　□何嘉仁　□博客來
□墊腳石　□其他：＿＿＿＿＿＿＿＿（請寫書店名稱）
2. 購買本書的日期是？＿＿年＿＿月＿＿日
3. 您從哪裡得到這本書的相關訊息？□報紙廣告　□雜誌　□電視　□廣播　□親朋好友告知
□逛書店看到　□別人送的　□網路上看到
4. 什麼原因讓你購買本書？□對主題感興趣　□被書名吸引才買的　□封面吸引人
□內容好，想買回去試看看　□其他：＿＿＿＿＿＿＿＿＿＿（請寫原因）
5. 看過書以後，您覺得本書的內容：□很好　□普通　□差強人意　□應再加強　□不夠充實
6. 對這本書的整體包裝設計，您覺得：□都很好　□封面吸引人，但內頁編排有待加強
□封面不夠吸引人，內頁編排很棒　□封面和內頁編排都有待加強　□封面和內頁編排都很差

寫下您對本書及出版社的建議：

1. 您最喜歡本書的哪一個特點？□實用簡單　□包裝設計　□內容充實
2. 您最喜歡本書中的哪一個章節？原因是？

＿＿＿＿＿＿＿＿＿＿＿＿＿＿＿＿＿＿＿＿

＿＿＿＿＿＿＿＿＿＿＿＿＿＿＿＿＿＿＿＿

3. 您最想知道哪些關於健康、生活方面的資訊？

＿＿＿＿＿＿＿＿＿＿＿＿＿＿＿＿＿＿＿＿

＿＿＿＿＿＿＿＿＿＿＿＿＿＿＿＿＿＿＿＿

4. 未來您希望我們出版哪一類型的書籍？

＿＿＿＿＿＿＿＿＿＿＿＿＿＿＿＿＿＿＿＿

＿＿＿＿＿＿＿＿＿＿＿＿＿＿＿＿＿＿＿＿